Vivre en Harmonie

Favorisez le bien-être à tout moment de la vie !

Introduction

Bienvenue dans le guide ultime pour bien vieillir ! Dans ce livre, nous allons explorer les secrets pour maintenir une santé optimale, un bien-être durable et une apparence rayonnante tout au long du processus de vieillissement. Préparez-vous à découvrir des conseils pratiques et des astuces simples.

Vieillir (Vivre) peut être comparé à une expérience où l'on navigue à travers des hauts et des bas imprévisibles. Par moments, vous avancez doucement vers le sommet, appréciant la vue panoramique sur la jeunesse éternelle. Cependant, juste au moment où vous vous sentez en contrôle, vous êtes entraîné dans une descente rapide, confronté à des virages serrés et des secousses inattendues.

Mais ne vous inquiétez pas, nous avons des solutions pour que ce voyage soit aussi agréable que possible.

Découvrons ensemble les fondements d'un corps résistant et plein d'énergie, où chaque aliment consommé joue un rôle crucial dans le renforcement de notre vitalité pour affronter les défis du temps qui s'écoule.

Les secrets pratiques et efficaces des soins de beauté intemporelle sont intéressants à explorer nous apprenant à valoriser notre apparence physique et à apprécier chaque marque du temps qui raconte notre histoire.

Il est aussi important de plonger dans les mécanismes de la clarté mentale, révélant ainsi les exercices qui éveillent notre cognition, nous permettant de maintenir notre esprit vif et attentif.

Pour trouver un équilibre émotionnel, différentes méthodes de relaxation et de gestion du stress sont à examiner, cultivant ainsi la paix intérieure et surmontant les tourments émotionnels de la vie.

Célébrons la sagesse acquise au fil des années, accueillant chaque expérience comme une leçon précieuse. Avec le temps, nous apprenons à embrasser les changements avec flexibilité, comprenant que, tel un bon vin, nous nous bonifions en vieillissant.

Alors, que notre voyage commence, car ensemble, nous découvrirons les mystères du bien vieillir et nous émerveillerons devant la beauté cachée dans chaque étape de la vie.
Accrochez-vous, car le meilleur reste à venir !

Table des matières

Introduction   2

◊   *I : Les Fondations d'une Santé Solide*   6

  •   **1 : Nutrition Équilibrée**   6

  •   **2 : Activité Physique**   27

  •   **3 : Hygiène de vie**   37

◊   *II : Prendre Soin de Soi de la tête aux pieds*   43

  •   **1 : Soin de la peau**   44

  •   **2 : Soin des Cheveux**   51

  •   **3 : Soins et maquillage**   62

◊   *III : Garder un esprit vif et lucide*   68

  •   **1 : Stimulation mentale**   68

  •   **2 : Méditation et Pleine Conscience**   78

  •   **3 : Socialisation et interactions sociales**   87

◊   *IV : Trouver l'équilibre entre le corps et l'esprit*   96

  •   **1 : Relaxation et gestion du stress**   96

  •   **2 : Connexion avec Soi-même**   104

◊   *V : La sagesse des Années et l'Art du*

Vieillissement 111

- 1 : Célébrer l'expérience 111
- 2 : Vivre Pleinement pour une Vie Épanouie 119

Conclusion 125

Bibliographie 127

◊ I : Les Fondations d'une Santé Solide

• 1 : Nutrition Équilibrée

Dans notre quête d'une vie saine et équilibrée, les fruits et légumes occupent une place centrale. Ces joyaux de la nature regorgent de nutriments essentiels, de vitamines, de minéraux et d'antioxydants qui sont indispensables au bon fonctionnement de notre corps. Explorerons en détail les multiples bienfaits des fruits et légumes pour la santé, ainsi que des conseils pratiques pour intégrer davantage de ces aliments nutritifs dans notre alimentation au quotidien.

Les vertus des fruits et légumes pour la santé

Les fruits et légumes sont des sources inestimables de nutriments essentiels qui contribuent à notre bien-être physique, mental et émotionnel. Il est intéressant d'énoncer les principaux bienfaits pour la santé, associés à la consommation régulière de fruits et légumes.

* **Prévention des maladies chroniques**

Les recherches scientifiques (1) ont montré que les personnes qui consomment une quantité adéquate de fruits et légumes ont un risque réduit de développer diverses maladies chroniques, notamment les maladies cardiaques, le diabète de type 2, l'hypertension artérielle et certains cancers. Les antioxydants présents dans les fruits et légumes aident à protéger les cellules contre les dommages causés par les radicaux libres, contribuant ainsi à réduire l'inflammation et à renforcer le système immunitaire.

Les radicaux libres sont comme des enfants turbulents dans une salle de classe : ils ont un électron en trop et cherchent à le partager avec n'importe qui autour d'eux, créant le chaos et endommageant les cellules et les tissus !

* **Soutien de la santé digestive**

Les fruits et légumes sont riches en fibres alimentaires, qui jouent un rôle fondamental dans le maintien d'une bonne santé digestive. Les fibres alimentaires aident à réguler le transit intestinal, à prévenir la constipation et à favoriser une flore intestinale saine, ce qui contribue à réduire le risque de troubles digestifs tels que le syndrome du côlon irritable et la diverticulose.

La diverticulose, c'est un peu comme une surprise indésirable dans le ventre. Imaginez des petites poches qui décident de faire une fête secrète dans votre intestin sans vous prévenir. Pas très amusant, n'est-ce pas ?

* Santé cardiaque

Une alimentation riche en fruits et légumes est associée à une réduction du risque de maladies cardiovasculaires, notamment les accidents vasculaires cérébraux et les maladies coronariennes. Les nutriments présents dans les fruits et légumes, tels que le potassium, le magnésium et les flavonoïdes, aident à abaisser la tension artérielle, à réduire le taux de cholestérol LDL (*mauvais cholestérol*) et à améliorer la fonction vasculaire, ce qui favorise une meilleure santé cardiaque.

Les flavonoïdes sont comme les super-héros de l'alimentation ! Ce sont des petites substances colorées que l'on trouve dans les fruits et légumes et qui aiment protéger notre corps des méchants radicaux libres. Ils sont tellement géniaux qu'on pourrait les appeler les "Avengers de la nutrition" !

* Contrôle du poids

Les fruits et légumes sont des aliments peu caloriques mais riches en nutriments, ce qui en fait des choix idéaux pour ceux qui cherchent à perdre du poids ou à maintenir un poids santé. Leur teneur élevée en fibres alimentaires contribue à favoriser la satiété, à réduire les fringales et à contrôler la consommation globale de calories.

* Soutien de la santé mentale

Il a été suggéré que la consommation régulière de fruits et légumes peut également avoir des effets bénéfiques sur la santé mentale et émotionnelle. (2) Les nutriments tels que les vitamines B, le folate et les acides gras oméga-3 présents dans ces aliments sont associés à une réduction du risque de dépression, d'anxiété et de troubles de l'humeur.

Le folate, c'est comme une équipe de déménageurs pour votre corps, mais au lieu de porter des meubles, ils transportent des morceaux de matériel génétique pour construire de nouvelles cellules. Ils sont essentiels pour que votre corps puisse faire des rénovations régulières et garder tout en ordre, parce que même vos cellules ont parfois besoin d'un petit coup de neuf !

Variété de couleurs, variété de nutriments

Lorsque vous explorez le monde des fruits et légumes, vous découvrirez une gamme étonnante de couleurs, de saveurs et de textures. Chaque teinte vibrante est le signe d'une combinaison unique de nutriments qui contribuent à notre santé globale. Il existe différents pigments comprenant des bienfaits variés pour la santé.

* **Rouge**

Les fruits et légumes rouges, tels que les tomates, les fraises et les poivrons rouges, doivent leur couleur vive à des composés tels que le lycopène et les anthocyanes. Ces pigments sont connus pour leurs propriétés antioxydantes et anti-inflammatoires, qui peuvent aider à réduire le risque de maladies cardiovasculaires et de certains types de cancer.

Voici, quelques exemples de cancers qui pourraient être réduits en risque par la consommation de fruits et légumes rouges :
- *Cancer de la prostate : Le lycopène, présent notamment dans les tomates, est associé à une réduction du risque de cancer de la prostate.*
- *Cancer du sein : Les anthocyanes, présents dans les fraises, peuvent contribuer à réduire le risque de cancer du sein.*
- *Cancer colorectal : Les propriétés antioxydantes et anti-inflammatoires des fruits et légumes rouges pourraient également aider à réduire le risque de cancer colorectal.*

* **Orange et jaune**

Les caroténoïdes, tels que le bêta-carotène et la lutéine, sont responsables de la couleur vive des fruits et légumes orange et jaunes, tels que les carottes, les patates douces et les mangues. Ces nutriments sont essentiels pour la santé de la peau, la vision, le système immunitaire et la santé cardiovasculaire.

* **Vert**

Les légumes verts, tels que les épinards, le brocoli et le chou frisé, sont riches en chlorophylle, un pigment qui leur donne leur couleur caractéristique. Ils sont également une excellente source de vitamines, de minéraux et de phytonutriments, y compris la vitamine K, l'acide folique, le calcium et les flavonoïdes, qui sont bénéfiques pour la santé osseuse, la santé digestive et la prévention des maladies.

Imaginez les phytonutriments comme les rockstars des aliments, ces célébrités invisibles qui rendent vos fruits et légumes aussi vibrants que le tapis rouge d'Hollywood ! Ils sont comme les ingrédients secrets dans un smoothie sain, ajoutant une touche de piquant et de vitalité à chaque bouchée.
Alors, la prochaine fois que vous siroterez un jus de céleri, sachez que vous donnez un coup de projecteur à ces superstars de la nutrition, qui travaillent dur pour garder votre corps en forme et en santé !

* **Bleu et violet**

Les fruits et légumes bleus et violets, comme les myrtilles, les figues et les aubergines, contiennent des anthocyanes, des composés antioxydants puissants associés à des effets protecteurs pour le cœur, le cerveau et le système immunitaire. Ils peuvent également aider à améliorer la mémoire, la cognition et la santé vasculaire.

En intégrant une variété de couleurs dans votre alimentation quotidienne, vous pouvez maximiser les bienfaits pour la santé des fruits et légumes. Lorsque vous planifiez vos repas, essayez d'inclure au moins une ou deux options de chaque couleur pour garantir une alimentation équilibrée et nutritive.

Conseil n°1 : Faites une grande cueillette de fruits et légumes

Maintenant que nous comprenons l'importance des fruits et légumes pour notre santé, il est temps de passer à l'action ! Il est alors conseillé d'intégrer davantage de ces aliments nutritifs dans notre alimentation est de faire un panier rempli de fruits et légumes !
Mais que signifie réellement faire une razzia de fruits et légumes, et comment pouvons-nous le faire de manière efficace et savoureuse ?

* **Explorez la variété**

Lorsque vous vous rendez au marché ou à l'épicerie, prenez le temps d'explorer la variété de fruits et légumes disponibles. Ne vous contentez pas des basiques habituels ! Essayez également des options moins conventionnelles pour élargir vos horizons culinaires. Des légumes-feuilles comme le chou frisé et le chou-rave aux fruits exotiques comme la papaye et la grenade, il y a tant de délices à découvrir !

* **Optez pour les couleurs vives**

Quand vous choisissez vos fruits et légumes, privilégiez les couleurs vives et variées. Les fruits et légumes colorés sont souvent les plus riches en nutriments, alors faites le plein de rouge, d'orange, de jaune, de vert, de bleu et de violet. Plus votre assiette est colorée, plus elle sera riche en vitamines, minéraux et antioxydants bénéfiques pour votre santé.

* **Achetez de saison**

Pour profiter au maximum de la fraîcheur et de la saveur des fruits et légumes, optez pour des options de saison. Les fruits et légumes de saison sont souvent plus abordables, plus savoureux et plus nutritifs que leurs homologues importés. Consultez les calendriers de saisonnalité locaux pour savoir quels produits sont disponibles dans votre région à chaque période de l'année.

* **Variez les modes de préparation**

Pour éviter la monotonie et maximiser les bienfaits pour la santé, variez les modes de préparation des fruits et légumes. Essayez de les consommer crus, cuits à la vapeur, grillés, sautés, en purée ou en salade. Chaque méthode de cuisson offre une expérience gustative unique et permet de préserver au maximum les nutriments des aliments.

Saviez-vous que la cuisson peut parfois transformer certains légumes en super-héros nutritionnels ? Par exemple, les tomates cuites contiennent plus de lycopène, un antioxydant puissant bénéfique pour la santé cardiaque, que les tomates crues. Cela signifie que même votre pizza préférée peut se transformer en un repas nutritif (presque) super ! Alors, ne sous-estimez jamais le pouvoir de la cuisson pour booster les bienfaits santé de vos aliments préférés !

* Stockez-les correctement

Pour prolonger la durée de vie de vos fruits et légumes et éviter le gaspillage alimentaire, apprenez à les stocker correctement. Certains fruits et légumes, comme les tomates et les pommes de terre, se conservent mieux à température ambiante, tandis que d'autres, comme les fraises et les épinards, doivent être réfrigérés pour rester frais plus longtemps.

* Préparez des repas colorés et savoureux

Une fois que vous avez fait votre panier plein de fruits et légumes, mettez-les à profit en préparant des repas colorés et savoureux. Utilisez une variété de légumes dans vos soupes, vos sautés, vos ragoûts et vos salades pour créer des plats riches en saveurs et en nutriments. Ajoutez des fruits frais à vos smoothies, vos yaourts et vos céréales pour une touche sucrée et rafraîchissante.

—

En suivant ces conseils simples, vous pouvez intégrer facilement et efficacement davantage de fruits et légumes dans votre alimentation quotidienne. Que vous soyez un amateur de cuisine expérimenté ou un novice en cuisine, il existe une multitude de façons créatives de profiter de la variété et de la richesse nutritionnelle des fruits et légumes.

Les fruits et légumes sont bien plus que de simples aliments - ce sont des alliés précieux dans notre quête d'une santé optimale et d'un bien-être durable. Leur riche teneur en nutriments, en vitamines, en minéraux et en antioxydants en fait des choix indispensables pour une alimentation équilibrée et nutritive. En explorant la variété infinie de couleurs, de saveurs et de textures offertes par les fruits et légumes, vous pouvez découvrir une nouvelle dimension de plaisir culinaire tout en améliorant votre santé globale.
La prochaine fois que vous vous rendez au marché ou à l'épicerie, n'hésitez pas à piller les rayons de fruits et légumes. Votre corps vous en sera reconnaissant, et votre palais sera comblé de délices frais et délicieux !

Conseil n°2 : Transformez votre cuisine en laboratoire de saveurs

Dans notre monde moderne où la commodité est souvent privilégiée, il est facile de succomber à la tentation des aliments transformés et des repas au restaurant. Cependant, rien ne vaut la satisfaction de préparer soi-même un délicieux repas fait maison. Nous allons alors explorer les nombreux avantages de transformer votre cuisine en laboratoire de saveurs, où la créativité culinaire rencontre la santé et les économies.

Les avantages de cuisiner à la maison

Cuisiner à la maison offre une multitude d'avantages, tant pour la santé que pour le bien-être financier. Voici quelques-uns des principaux avantages de faire de votre cuisine un lieu de création culinaire :

* **Contrôle total sur les ingrédients**

Le moment où vous cuisinez à la maison, vous avez le contrôle total sur les ingrédients que vous utilisez dans vos plats. Vous pouvez choisir des produits frais, biologiques et de qualité, évitant ainsi les additifs, les conservateurs et les sucres ajoutés souvent présents dans les aliments transformés et les plats préparés.

* Personnalisation des recettes

En cuisinant vous-même, vous pouvez personnaliser les recettes selon vos préférences gustatives et vos besoins nutritionnels. Vous pouvez ajuster les assaisonnements, les proportions et les substitutions d'ingrédients pour créer des plats qui correspondent parfaitement à vos goûts et à vos objectifs de santé.

* Santé et bien-être

Les repas faits maison sont généralement plus sains que les plats préparés ou les repas au restaurant, car ils sont préparés avec des ingrédients frais et naturels. En cuisinant à la maison, vous avez le pouvoir de choisir des aliments riches en nutriments et de limiter les quantités de sel, de sucre et de matières grasses ajoutés, ce qui contribue à une alimentation plus équilibrée et à une meilleure santé globale.

Il semblerait que cuisiner à la maison peut également aider à renforcer les liens familiaux et sociaux. Les moments passés ensemble en cuisine favorisent la communication, le partage d'histoires et même quelques fous rires pendant les ratages culinaires ! En plus de nourrir votre corps avec des repas sains, vous nourrissez également votre âme avec des souvenirs durables et des moments de joie partagée.

* **Économies financières**

En plus d'être plus sain, cuisiner à la maison peut également vous faire économiser de l'argent sur le long terme. Les repas faits maison sont souvent moins chers que les repas au restaurant ou les plats préparés, surtout si vous achetez des ingrédients de base en vrac.
De plus, vous pouvez réutiliser les restes pour créer de nouveaux plats, ce qui réduit le gaspillage alimentaire et maximise votre budget alimentaire !

Métamorphosez votre cuisine en un lieu d'expérimentation culinaire

Il existe quelques conseils pratiques pour transformer votre cuisine en un laboratoire de saveurs où la créativité culinaire peut s'exprimer librement :

* **Planifiez vos repas avec soin**

La planification des repas est la clé du succès pour cuisiner à la maison de manière efficace et économique. Prenez le temps de planifier votre menu pour la semaine, en tenant compte des préférences alimentaires de votre famille, des ingrédients que vous avez déjà et des recettes que vous souhaitez essayer. En planifiant à l'avance, vous pouvez éviter les achats impulsifs et gaspiller moins de nourriture.

Transformez votre cuisine en salle de commandement culinaire avec un tableau de planification des repas ! Armé de crayons colorés et de votre imagination culinaire, tracez votre stratégie pour la semaine. C'est comme écrire le scénario d'une épopée gastronomique où chaque repas est une nouvelle aventure à déguster !

* **Investissez dans des outils de cuisine de qualité**

Pour rendre la cuisine plus agréable et plus efficace, investissez dans des outils de cuisine de qualité, tels que des couteaux tranchants, des casseroles antiadhésives et des ustensiles en silicone. Ces outils rendront la préparation des repas plus facile et plus agréable, vous incitant à cuisiner plus souvent à la maison.

Optez pour des casseroles avec un revêtement antiadhésif de qualité supérieure. Recherchez des marques réputées qui utilisent des revêtements antiadhésifs sûrs et durables, sans PFOA ni PTFE, pour éviter les risques pour la santé.

* **Explorez de nouvelles saveurs et techniques culinaires**

Ne vous contentez pas des mêmes recettes ennuyeuses ! Laissez libre cours à votre créativité en explorant de nouvelles saveurs et techniques culinaires. Essayez des épices exotiques, des herbes fraîches et des méthodes de cuisson innovantes pour donner une touche de fraîcheur à vos plats. N'ayez pas peur d'expérimenter et de sortir de votre zone de confort culinaire !

Laissez-vous tenter par le fumoir et plongez dans une aventure culinaire pleine de saveurs exaltantes. Avec le fumoir comme allié, vous pouvez transformer les simples ingrédients en chefs-d'œuvre gustatifs dans un tourbillon de saveurs ! Les arômes de bois imprègnent délicieusement chaque bouchée de vos créations fumées.

* **Impliquez toute la famille dans la cuisine**

Faire de la cuisine une activité familiale peut être amusant et éducatif pour tous les membres de la famille. Impliquez vos enfants dans la préparation des repas en leur donnant des tâches simples et sécurisées à accomplir, comme laver les légumes, mélanger les ingrédients ou dresser la table. Cela peut également encourager les enfants à développer des habitudes alimentaires saines et à apprécier les repas faits maison.

* **Soyez créatif avec les restes**

Ne gaspillez pas les restes ! Métamorphosez-les en de délicieuses créations culinaires ! Utilisez les restes de viande pour préparer des sandwiches ou des salades, transformez les légumes cuits en soupes ou en ragoûts, et réinventez les restes de riz ou de pâtes en plats sautés ou en casseroles. La cuisine créative avec les restes est non seulement écologique, mais aussi économique et délicieuse !

Voici une idée de recette savoureuse pour utiliser les restes :

Muffins salés aux légumes

Ingrédients :
Restes de légumes cuits (pommes de terre, carottes, courgettes, poivrons, etc.)
Œufs
Farine
Levure chimique (ou bicarbonate de soude alimentaire)
Fromage râpé
Sel et poivre
Herbes aromatiques (persil, ciboulette, basilic, etc.)

Instructions :

1. *Préchauffez votre four à 180 °C et graissez un moule à muffins.*
2. *Dans un grand bol, mélangez les restes de légumes coupés en petits morceaux avec les œufs. (Utilisez environ 2 œufs pour chaque tasse de légumes.)*
3. *Ajoutez progressivement la farine et la levure chimique au mélange jusqu'à obtenir une consistance homogène. Si le mélange est trop épais, vous pouvez ajouter un peu de lait pour le rendre plus liquide.*
4. *Incorporez le fromage râpé, les herbes aromatiques, le sel et le poivre selon votre goût, et mélangez bien.*

5. *Répartissez le mélange dans les moules à muffins préparés, en les remplissant aux trois quarts.*

6. *Enfournez les muffins au four préchauffé et faites-les cuire pendant environ 20 à 25 minutes, ou jusqu'à ce qu'ils soient dorés.*

7. *Laissez les muffins refroidir légèrement avant de les démouler et de les déguster chauds ou à température ambiante.*

Ces muffins salés aux légumes sont parfaits pour un déjeuner rapide ou une collation saine, et vous permettent d'utiliser efficacement les restes de légumes pour éviter le gaspillage alimentaire.

* Expérimentez avec les recettes maison de vos plats préférés

Au lieu d'acheter des plats préparés ou des aliments transformés, essayez de recréer vos plats préférés à la maison. Vous serez surpris de voir à quel point il est facile (et amusant !) de préparer des pizzas, des hamburgers, des tacos et d'autres plats appréciés à partir de zéro. Non seulement vous économiserez de l'argent, mais vous aurez également un contrôle total sur les ingrédients utilisés, ce qui vous permettra de créer des versions plus saines et plus savoureuses de vos plats préférés.

En transformant votre cuisine en laboratoire de saveurs, vous pourriez même surprendre vos papilles plus que le dernier épisode de votre série préférée !

—

Conseil n°3 : Buvez de l'eau comme si c'était votre métier

Dans le vaste univers des boissons, l'eau est une véritable potion magique de la vie. Non seulement elle hydrate votre corps, mais elle agit également comme un élixir de jeunesse, aidant à préserver la santé de votre peau et à combattre les signes du temps. Il est intéressant de noter les bienfaits de l'eau pour la santé et le bien-être, et comment faire de la consommation d'eau une habitude aussi naturelle que de respirer.

Les bienfaits insoupçonnés de l'eau

* **Hydratation optimale**

L'eau est l'élément fondamental pour maintenir votre corps bien hydraté. En buvant suffisamment d'eau tout au long de la journée, vous aidez à réguler la température corporelle, à transporter les nutriments essentiels aux cellules et à éliminer les déchets toxiques, assurant ainsi le bon fonctionnement de vos systèmes corporels.

* **Combat contre les rides**

Saviez-vous que l'eau peut jouer un rôle crucial dans la lutte contre les rides ? En restant correctement hydraté, vous favorisez l'élasticité et la souplesse de votre peau, ce qui peut réduire l'apparence des ridules et des rides. Consommer une quantité adéquate d'eau chaque jour peut donc être un secret de beauté naturel pour une peau radieuse et jeune.

Essayez de suivre la règle des 8 : Buvez huit verres d'eau de 25 cL chacun par jour, soit environ 1,9 litre au total. Cependant, rappelez-vous que les besoins en eau peuvent varier en fonction de votre poids, de votre niveau d'activité et de votre environnement. Écoutez votre corps et ajustez votre consommation d'eau en conséquence !

Des astuces pour intégrer l'eau dans votre quotidien

* **Adoptez une bouteille d'eau réutilisable**

Pour vous assurer de boire suffisamment d'eau tout au long de la journée, gardez une bouteille d'eau réutilisable à portée de main. Choisissez une bouteille que vous aimez et emportez-la partout avec vous, que ce soit au travail, à la salle de sport ou lors de vos déplacements. Cela rendra plus facile de rester hydraté, où que vous soyez !

Dites non aux bouteilles en plastique comme si vous disiez non aux soirées karaoké du lundi soir ! Privilégiez plutôt des options plus vertes telles que des bouteilles en verre ou en inox pour boire régulièrement !

* **Ajoutez une touche de saveur**

Si vous avez du mal à boire suffisamment d'eau, essayez d'ajouter une touche de saveur en créant vos propres infusions d'eau.
Ajoutez des tranches de citron, des feuilles de menthe, des concombres ou des baies à votre eau pour lui donner un goût frais et délicieux. Non seulement cela rendra la consommation d'eau plus agréable, mais cela ajoutera également des nutriments supplémentaires à votre boisson.

* **Fixez-vous des objectifs**

Pour vous aider à maintenir une consommation régulière d'eau, fixez-vous des objectifs quotidiens de consommation d'eau et suivez votre progrès tout au long de la journée. Vous pouvez utiliser des applications mobiles ou graduer votre bouteille d'eau pour visualiser votre progression. L'atteinte de petits objectifs peut vous motiver à boire plus d'eau et à rester hydraté !

Une étude menée par des chercheurs de l'Université de Caroline du Nord en 2010 (3) a révélé que maintenir une bonne hydratation peut avoir des effets bénéfiques sur l'humeur, la concentration et le niveau d'énergie.

Les chercheurs ont découvert que même une déshydratation modérée peut entraîner une baisse de l'énergie et de la concentration, affectant ainsi les performances cognitives. De plus, des études plus anciennes remontant aux années 1990 ont également montré que boire de l'eau avant les repas peut aider à réduire l'apport calorique total en favorisant une sensation de satiété, ce qui peut être bénéfique pour la gestion du poids !

En concluant cette exploration de l'importance de boire suffisamment d'eau, nous comprenons que cette habitude simple peut avoir un impact significatif sur notre santé et notre bien-être général. Alors, que ce soit en combattant les rides, en améliorant notre humeur ou en boostant notre énergie, n'oublions pas de boire notre dose quotidienne d'eau comme si c'était de la véritable potion magique ! (oui oui Panoramix !)
Une chose est sûre : avec l'eau à nos côtés, nous sommes prêts à affronter chaque journée avec vitalité et éclat !

• 2 : Activité Physique

Conseil n°1 : Marche, nage, pédale : les secrets pour un cœur et des muscles en béton !

Dans notre vie quotidienne souvent mouvementée, trouver le temps pour l'exercice peut sembler être un défi de taille. Pourtant, intégrer des exercices physiques réguliers dans notre routine quotidienne peut être bénéfique à bien des égards.

Nous explorerons ici l'importance de l'activité physique pour notre santé cardiovasculaire et musculaire, et nous découvrirons des moyens simples et efficaces de l'incorporer dans notre vie quotidienne.

Les vertus de l'activité physique

* **Renforcement cardiovasculaire**

L'exercice régulier, tel que la marche, la natation, le vélo ou le yoga, est essentiel pour renforcer notre système cardiovasculaire. En faisant battre notre cœur plus fort et plus efficacement, l'activité physique améliore la circulation sanguine, réduit le risque de maladies cardiaques et d'accidents vasculaires cérébraux, et augmente notre endurance globale.

L'activité physique est largement insuffisante en Europe et dans les pays développés, avec seulement un tiers de la population répondant aux recommandations de l'OMS pour une activité quotidienne de 30 minutes entraînant un léger essoufflement.

Des recherches récentes (4) indiquent que la sédentarité est devenue un facteur de risque majeur pour le développement de maladies chroniques, même si les recommandations en matière d'activité physique sont respectées. En moyenne, les gens passent 9,3 heures par jour en position assise, ce qui représente un risque significatif pour la santé. Il est donc crucial de repenser notre mode de vie en réduisant le temps passé en position assise, ce qui pourrait avoir des avantages similaires à la promotion de l'activité physique dans la prévention de l'obésité et des maladies chroniques.

* **Renforcement musculaire**

En plus de ses bienfaits cardiovasculaires, l'exercice physique régulier renforce également nos muscles, améliorant ainsi notre force, notre flexibilité et notre posture. Des activités telles que la natation et le yoga renforcent les muscles tout en favorisant la souplesse et la mobilité, tandis que la marche et le vélo renforcent les muscles des jambes et du bas du corps.

Des astuces pour intégrer l'activité physique dans votre quotidien

* **Trouvez des activités que vous aimez**

Pour rendre l'exercice plus agréable et durable, choisissez des activités physiques que vous aimez vraiment. Que ce soit la marche dans la nature, la natation rafraîchissante, le vélo exploratoire ou le yoga apaisant, trouvez ce qui vous motive et vous inspire à bouger !

* **Planifiez votre activité physique**

Intégrez l'exercice dans votre emploi du temps quotidien en planifiant des moments dédiés à l'activité physique. Que ce soit le matin avant le travail, pendant la pause déjeuner ou en fin de journée, choisissez des moments où vous êtes le plus susceptible de vous engager dans l'exercice et faites-en une priorité.

* **Faites de l'exercice avec des amis ou en famille**

L'exercice peut être plus amusant et motivant lorsque vous le faites avec d'autres personnes. Impliquez votre famille, vos amis ou même vos animaux de compagnie dans vos activités physiques pour partager des moments de qualité tout en restant en forme.

* **Rendez l'exercice une partie naturelle de votre vie quotidienne**

Cherchez des occasions de bouger tout au long de la journée, même dans les petites choses. Prenez les escaliers au lieu de l'ascenseur, faites une promenade pendant votre pause-café, ou faites des étirements pendant que vous regardez la télévision. Chaque petit pas compte pour améliorer votre santé globale !

Organisez des séances de danse spontanées dans votre salon ! Mettez de la musique entraînante et laissez-vous emporter par le rythme. Non seulement vous brûlerez des calories, mais vous vous amuserez aussi et vous passerez un bon moment en famille ou entre amis. Qui a dit que le fitness devait être sérieux ?

Intégrer des exercices physiques réguliers dans notre routine quotidienne est essentiel pour maintenir une bonne santé cardiovasculaire et musculaire. Que ce soit en marchant, en nageant, en pédalant ou en s'étirant, trouver des moyens de bouger chaque jour peut avoir un impact significatif sur notre bien-être général. Alors, sortez, bougez et profitez des nombreux bienfaits que l'activité physique peut offrir à votre corps et à votre esprit !

Conseil n°2 : La Gymnastique pour Éviter l'Ennui : Amusez-vous et Bougez avec Style !

Prêts à pimenter votre routine d'exercice quotidienne avec une touche d'humour et de fantaisie ? Le fait de varier ses activités physiques peut être non seulement bénéfique pour la santé, mais aussi incroyablement amusant !
Préparez-vous à stimuler votre corps de différentes manières, à favoriser une meilleure coordination et flexibilité, le tout en ajoutant une bonne dose de divertissement à votre routine de remise en forme.

Les vertus de la variété dans l'exercice physique

* **Stimulation musculaire**

En variant vos activités physiques, vous ciblez différents groupes musculaires et stimulez leur croissance de manière équilibrée. Par exemple, alterner entre la natation, le yoga, la danse et la musculation vous permet de travailler différents muscles, favorisant ainsi une musculature tonique et équilibrée.

Voici cinq sports qui sollicitent efficacement tous les muscles du corps :

- *Natation : Engage les bras, les jambes, le dos et le tronc pour un entraînement complet.*
- *Escalade : Fait travailler les bras, les jambes, le dos, les épaules et le tronc pour soulever et maintenir le poids corporel.*
- *Rameur : Sollicite les muscles du haut et du bas du corps, tels que les bras, les épaules, le dos, les abdominaux, les fessiers et les jambes.*
- *Course à pied : Principalement axée sur les muscles des jambes, mais sollicite également le tronc, les bras et les épaules pour maintenir l'équilibre.*
- *Entraînement en circuit : Travaille tous les groupes musculaires du corps grâce à une série d'exercices variés effectués dans une séquence rapide.*

Ces activités offrent un entraînement complet pour tous les muscles du corps, contribuant ainsi à une condition physique globale et équilibrée.

* **Amélioration de la coordination**

Lorsque vous pratiquez une variété d'activités physiques, vous sollicitez également différents systèmes neuro-musculaires, ce qui peut améliorer votre coordination générale. Que vous jongliez avec des balles de fitness, sautilliez sur un trampoline ou dansiez sur votre chanson préférée, chaque mouvement contribue à affiner votre coordination et votre agilité.

Des astuces pour intégrer la variété dans votre routine

* **Essayez de nouveaux sports ou activités**

Osez sortir de votre zone de confort en essayant de nouveaux sports ou activités que vous n'avez jamais pratiqué auparavant. Que ce soit le trampoline, le tai-chi, le roller derby ou le paddle, explorez les possibilités infinies pour trouver ce qui vous convient le mieux !

* **Mixez et mariez les disciplines**

Pour ajouter une touche de créativité à votre routine d'exercice, mélangez différentes disciplines pour créer votre propre entraînement personnalisé.
Par exemple, associez des exercices de musculation avec du yoga ou de la danse pour un entraînement complet du corps et de l'esprit.

* **Organisez des séances d'entraînement en groupe thématiques**

Organisez des séances d'entraînement en groupe thématiques avec vos amis ou votre famille, où chaque séance est consacrée à une activité différente. Que ce soit une séance de "Zumba Party", une session de "Cirque du Soleil" ou un "Bootcamp Ninja Warrior", laissez libre cours à votre imagination et à votre esprit ludique !

Dans cette exploration de la variété d'exercices physiques, nous comprenons que le secret pour rester actif et motivé réside dans la diversité. Laissez-vous emporter par la fantaisie et l'amusement tout en stimulant votre corps de différentes manières. Avec la variété comme votre alliée, vous ne vous ennuierez jamais et vous continuerez à progresser vers une santé et un bien-être optimaux, le tout avec une touche de style et d'humour !

Conseil n°3 : Trouvez le Fun dans le Fitness pour Rendre l'Exercice Amusant et Durable !

L'exercice peut parfois sembler être une corvée, mais cela ne devrait pas nécessairement être le cas ! Nous allons donc explorer comment trouver des activités physiques qui vous passionnent et vous motivent peut rendre votre expérience de remise en forme non seulement agréable, mais aussi durable à long terme.
Que ce soit en solo, en groupe ou en famille, découvrez comment transformer l'exercice en un véritable plaisir !

Les vertus de trouver des activités plaisantes

* **Consistance dans l'exercice**

Lorsque vous trouvez des activités physiques que vous aimez, il est beaucoup plus facile de rester motivé et de maintenir une routine d'exercice régulière.

Que ce soit la danse, le basket-ball, le jardinage ou le saut à la corde, trouver quelque chose qui vous passionne peut vous inciter à continuer à bouger jour après jour.

* **Réduction du stress**

Les activités physiques plaisantes ont également un impact positif sur votre bien-être mental. Elles peuvent aider à réduire le stress, l'anxiété et la dépression en libérant des endorphines, les fameuses hormones du bonheur.

Lorsque vous vous adonnez à des activités que vous aimez, vous laissez vos soucis derrière vous et vous vous concentrez sur le plaisir du moment présent !

(5) Des recherches publiées dans le Journal of Sport and Exercise Psychology ont montré que la motivation intrinsèque, c'est-à-dire le désir de faire une activité pour le plaisir ou pour le défi personnel, est un prédicteur important de la régularité de l'exercice. En somme, si vous trouvez un sport qui vous donne l'impression de danser avec les endorphines, vous êtes peut-être sur le point de découvrir le nouveau pas de danse le plus populaire de l'année !

Des astuces pour trouver des activités plaisantes

*   Explorez vos intérêts

Passez en revue vos centres d'intérêt et passions et cherchez des activités physiques qui s'y rapportent. Que vous aimiez la musique, l'art, la nature ou les jeux, il existe une multitude d'options pour intégrer vos intérêts dans votre routine d'exercice.

*   Faites preuve de créativité

Ne limitez pas vos choix d'activités physiques à ce qui est traditionnellement considéré comme de l'exercice. Pensez en dehors de la boîte et explorez des options telles que la danse, le jardinage, l'escalade ou même la jonglerie !

Les nouveaux sports offrent des alternatives passionnantes pour rester actif et s'amuser !
Du pole fitness aquatique, qui combine l'art de la pole dance avec la résistance de l'eau, au trampoline fitness qui ajoute une dose d'adrénaline à un entraînement complet du corps.

Le slackline yoga teste l'équilibre et la concentration dans un cadre naturel, tandis que le bubble soccer apporte une touche ludique au football.
L'escalade urbaine offre une expérience unique en grimpant les murs des bâtiments, mariant l'aventure urbaine à un défi physique.

Faites de l'exercice en famille ou entre amis pour rendre l'expérience encore plus amusante et motivante. Organisez des randonnées en famille, des séances de danse entre amis ou des matchs de football dans le parc pour partager des moments de qualité tout en restant actif.

Trouver des activités physiques qui vous plaisent est la clé pour rendre l'exercice plus agréable et durable à long terme.
Explorez vos passions, soyez créatif et surtout, amusez-vous ! Avec la bonne dose de plaisir et de motivation, vous serez sur la voie d'une vie active et épanouissante !

• 3 : Hygiène de vie

Conseil n°1 : Sommeil de Qualité, les Secrets pour Bien Dormir et Bien Vivre !

Le sommeil est bien plus qu'un simple repos pour le corps. C'est un pilier essentiel de la santé et du bien-être, crucial pour une récupération physique et mentale optimale. Dans cette astuce, nous explorerons l'importance de dormir suffisamment chaque nuit, en visant entre 7 et 9 heures de sommeil, et comment cela peut avoir un impact positif sur votre santé globale et votre vitalité.

* **Récupération physique**

Pendant le sommeil, votre corps entre dans un mode de réparation et de régénération. C'est comme si une équipe de maintenance se mettait au travail pour réparer les dommages subis pendant la journée.
Les muscles se reconstruisent, le système immunitaire se renforce et les hormones essentielles à la croissance et à la récupération sont libérées. En d'autres termes, le sommeil est le moment où votre corps se réinvente pour être prêt à affronter une nouvelle journée.

Il y a généralement cinq phases distinctes du sommeil qui se succèdent au cours d'une nuit complète de sommeil. Ces phases comprennent le sommeil léger (stades N1 et N2), le sommeil profond (stade N3) et le sommeil paradoxal. Au cours de la nuit, le cycle de sommeil se répète plusieurs fois, avec une alternance entre ces différentes phases.

En phase de sommeil paradoxal, également appelée phase de sommeil REM (Rapid Eye Movement), les muscles du corps deviennent atones, c'est-à-dire qu'ils perdent leur tonus musculaire et sont temporairement paralysés, à l'exception des muscles respiratoires et oculaires. Cela permet d'éviter que les mouvements associés aux rêves ne soient réalisés physiquement, assurant ainsi la sécurité du dormeur pendant cette phase active du sommeil

—

* **Clarté mentale**

Le sommeil joue également un rôle crucial dans la santé mentale. Une nuit de sommeil réparateur favorise la concentration, la mémoire, la prise de décision et l'humeur stable. Cela permet d'améliorer la performance cognitive et de mieux faire face aux défis de la vie quotidienne.

(6) Il a été montré que le sommeil insuffisant est associé à un risque accru de maladies chroniques telles que l'obésité, le diabète, les maladies cardiovasculaires et la dépression.

Quelques astuces pour améliorer la qualité de votre sommeil

* **Établissez une routine de sommeil régulière**

Essayez de vous coucher et de vous lever à la même heure tous les jours, même les week-ends. Cela aide à réguler votre horloge biologique interne et à améliorer la qualité de votre sommeil.

Pour une touche ludique dans votre quotidien, laissez l'application "Shuteye" vous guider non seulement pour vous réveiller en douceur, mais aussi pour vous rappeler subtilement que le moment est venu de rejoindre les bras de Morphée.
Avec cette application, chaque nuit devient une aventure pleine de surprises et de découvertes sur votre propre sommeil !

* **Créez un environnement propice au sommeil**

Assurez-vous que votre chambre est fraîche, sombre et silencieuse. Investissez dans un matelas confortable, des draps doux et des oreillers de soutien pour créer un sanctuaire de sommeil idéal.

* **Évitez les écrans avant le coucher**

La lumière bleue émise par les écrans d'appareils électroniques peut perturber votre cycle de sommeil. Évitez les téléphones, les tablettes et les ordinateurs au moins une heure avant le coucher pour favoriser une meilleure qualité de sommeil.

Il est donc important de viser entre 7 et 9 heures de sommeil de qualité chaque nuit pour favoriser la récupération physique et mentale, ainsi que pour maintenir une bonne santé et vitalité générales. En adoptant de bonnes habitudes de sommeil et en créant un environnement propice au repos, vous pouvez améliorer la qualité de votre sommeil et vous réveiller chaque jour plein d'énergie et de vitalité.

Conseil n°2 : Harmonisez votre Horloge Biologique : Les Clés pour Respecter votre Biorythme et Booster votre Bien-être !

Votre horloge biologique interne, également connue sous le nom de biorythme, joue un rôle crucial dans la régulation de vos cycles de sommeil, de votre humeur et de votre énergie tout au long de la journée. Explorons ensemble l'importance de respecter le biorythme et comment cela peut contribuer à améliorer le bien-être global.

Atout du respect de votre biorythme

* **Sommeil de qualité**

En respectant votre biorythme, vous favorisez un sommeil plus naturel et réparateur. Vous vous endormez plus facilement, dormez plus profondément et vous réveillez plus rafraîchi, car vous êtes en phase avec les cycles naturels de votre corps.

Des astuces pour respecter votre biorythme

* **Identifiez votre chronotype**

Découvrez si vous êtes plutôt du matin, du soir ou un oiseau de nuit en identifiant votre chronotype.

Une fois que vous avez compris vos préférences naturelles en termes de sommeil et d'éveil, vous pouvez planifier vos activités en conséquence.

Le chronotype, c'est comme votre guide personnel du sommeil. C'est comme avoir un GPS pour votre horloge interne, vous indiquant le meilleur moment pour dormir et pour briller !

* **Planifiez vos tâches en fonction de votre pic d'énergie**

Organisez vos activités les plus exigeantes et les plus importantes pendant les périodes où vous êtes le plus alerte et concentré. Réservez les moments de moindre énergie pour des tâches moins exigeantes ou des pauses régénératrices.

Par exemple, si vous savez que vous êtes plus alerte et concentré le matin, planifiez vos activités les plus exigeantes, comme les réunions importantes ou les tâches complexes, pendant cette période.

Réservez les tâches plus simples ou routinières pour l'après-midi, lorsque votre énergie tend à diminuer. En planifiant ainsi votre journée en fonction de votre biorythme, vous pouvez exploiter au mieux votre productivité et votre efficacité.

Respecter votre biorythme est essentiel pour favoriser un sommeil de qualité, maximiser votre énergie et votre productivité, et améliorer votre bien-être global.

—

En identifiant votre chronotype et en planifiant vos activités en fonction de vos cycles naturels, vous pouvez harmoniser votre horloge biologique. Avec une approche consciente de votre rythme interne, vous pouvez transformer votre quotidien pour qu'il soit plus équilibré, énergique et épanouissant !

◊ II : Prendre Soin de Soi de la tête aux pieds

Dans cette thématique, nous découvrirons l'importance de prendre soin de soi de la tête aux pieds. En commençant par la peau, notre enveloppe protectrice, nous découvrirons les meilleures pratiques pour maintenir une peau saine et éclatante.

Nous aborderons aussi le sujet du soin des cheveux, en mettant en lumière les moyens de garder nos cheveux forts, brillants et en bonne santé.

Puis, nous nous pencherons sur les soins et le maquillage, en examinant comment ces pratiques peuvent non seulement améliorer notre apparence, mais aussi renforcer notre confiance en nous. Prêts à explorer les secrets pour être resplendissants de la tête aux pieds ? C'est parti !

• 1 : Soin de la peau

Conseil n°1 : Routine de Soins Radieuse : Astuce pour une Peau Lumineuse et Saine !

Une peau éclatante est le reflet d'une routine de soins adaptée et régulière. Il est important d'établir une routine de soin de la peau adaptée à votre type de peau, en incluant des étapes essentielles telles que le nettoyage, l'hydratation et la protection solaire.
Le secret d'une peau radieuse

* Établissement d'une Routine de Soin

Une peau saine et éclatante nécessite des soins réguliers et adaptés à ses besoins spécifiques. En établissant une routine de soins de la peau, vous créez une base solide pour maintenir la santé et la vitalité de votre peau.

* Nourrir et Protéger

Nourrir la peau avec des produits adaptés à votre type de peau est essentiel pour maintenir sa santé et son éclat. De plus, l'application quotidienne d'une crème hydratante et d'un écran solaire peut protéger la peau des dommages causés par les rayons UV et d'autres agressions environnementales, préservant ainsi sa jeunesse et sa vitalité.

Alors, chouchoutez votre peau et elle vous le rendra avec éclat, littéralement !

(7) Des recherches ont montré l'importance d'une routine de soins de la peau pour maintenir la santé et la jeunesse de la peau. Par exemple, une étude publiée dans le Journal of the American Academy of Dermatology a démontré que l'utilisation régulière d'une crème hydratante peut améliorer l'hydratation de la peau et réduire les signes de vieillissement cutané.

Des astuces pour une routine de soins efficace

* **Connaître son type de peau**

Identifiez votre type de peau (grasse, sèche, mixte, sensible, etc.) afin de choisir des produits adaptés à ses besoins spécifiques.

Voici quelques sites en ligne réputés qui offrent des analyses du type de peau :
- *Dermatologue.fr : Ce site propose des conseils et des outils d'auto-évaluation pour déterminer votre type de peau, ainsi que des informations sur les soins de la peau adaptés à chaque type.*
- *Vichy.fr : La marque Vichy propose un outil en ligne pour évaluer votre type de peau et vous recommander des produits adaptés à vos besoins spécifiques.*

- *La Roche-Posay.fr : Le site de La Roche-Posay propose une analyse de peau en ligne pour vous aider à identifier votre type de peau et à choisir les produits de soin appropriés.*
- *Typology.fr : Typology propose une analyse en ligne du type de peau et fournit des recommandations personnalisées pour les produits de soins de la peau adaptés à chaque individu.*

* **Nettoyage en profondeur**

Utilisez un nettoyant doux matin et soir pour éliminer les impuretés, l'excès de sébum et les résidus de maquillage qui obstruent les pores.
Le simple fait de se nettoyer le visage avec du savon est également une option efficace pour maintenir la propreté de la peau !

* **Hydratation quotidienne**

Appliquez une crème hydratante adaptée à votre type de peau pour maintenir son hydratation naturelle et prévenir la sécheresse cutanée.
Les ingrédients principaux dans une crème hydratante varient selon la formule et la marque, mais voici quelques-uns des ingrédients courants que l'on trouve dans de nombreuses crèmes hydratantes :
- *Eau : Constituant la base de la plupart des crèmes hydratantes.*
- *Glycérine : Un agent hydratant qui attire l'humidité dans la peau pour la garder souple et hydratée.*

- *Huiles ou émollients : Comme l'huile de jojoba, l'huile de coco ou le beurre de karité, qui aident à nourrir et à adoucir la peau.*
- *Acide hyaluronique : Un ingrédient hydratant qui retient l'humidité dans la peau.*
- *Céramides : Ils aident à restaurer la barrière cutanée et à retenir l'humidité.*
- *Agents de conservation : Ils assurent la durabilité du produit.*
- *Extraits botaniques ou vitamines : Certains produits contiennent des ingrédients supplémentaires comme des extraits de plantes ou des vitamines pour nourrir la peau.*

Il est important de noter que les crèmes hydratantes peuvent contenir d'autres ingrédients en fonction de leurs objectifs spécifiques, comme lutter contre les rides, apaiser la peau sensible. Il est donc recommandé de lire attentivement la liste des ingrédients pour choisir une crème hydratante adaptée à vos besoins.

* **Protection solaire**

N'oubliez pas d'appliquer un écran solaire avec un indice de protection adapté à votre type de peau chaque fois que vous sortez, même par temps nuageux, pour protéger votre peau des dommages causés par les rayons UV.
Ne laissez pas votre peau faire face au soleil sans son costume de super-héros ! La crème solaire : votre meilleur allié, en toutes saisons, pour des aventures sans coups de soleil !

En établissant une routine de soin de la peau adaptée, vous offrez à votre peau les soins dont elle a besoin pour rester saine, éclatante et protégée. En suivant ces étapes simples mais essentielles, vous pouvez prendre soin de votre peau et lui offrir toute l'attention qu'elle mérite. Investissez donc dans une routine de soin de la peau et laissez votre peau rayonner de santé et de vitalité !

Conseil n°2 : La Magie des Ingrédients Naturels pour une Peau Choyée et Protégée !

Les produits de soin de qualité sont les alliés indispensables d'une peau saine et éclatante. Il est essentiel d'utiliser des produits de soin de qualité contenant des ingrédients naturels et adaptés à vos besoins spécifiques, tout en évitant les produits agressifs qui pourraient endommager votre peau.

Le pouvoir des ingrédients naturels

* **Douceur et tolérance cutanée**

Les ingrédients naturels sont souvent plus doux et mieux tolérés par la peau que les produits chimiques synthétiques. Ils ont moins de chances de provoquer des réactions allergiques ou des irritations, ce qui les rend idéaux pour les peaux sensibles ou réactives.

Les ingrédients naturels sont comme des câlins pour votre peau : doux, apaisants et sans les drames des produits chimiques synthétiques !

* **Richesse en nutriments**

Les ingrédients naturels sont riches en nutriments essentiels tels que les vitamines, les minéraux et les antioxydants, qui nourrissent et revitalisent la peau de manière naturelle. Ils offrent une hydratation profonde, aident à restaurer l'équilibre de la peau et lui donnent un aspect sain et éclatant.

Voici une liste de quelques exemples d'ingrédients naturels couramment utilisés dans les produits de soin :

- *Huile d'amande douce : Riche en acides gras essentiels, elle hydrate la peau en profondeur et apaise les irritations.*
- *Aloe vera : Connu pour ses propriétés apaisantes et cicatrisantes, il hydrate la peau sans laisser de film gras.*
- *Beurre de karité : Un excellent agent hydratant et nourrissant, il protège la peau contre la sécheresse et les agressions extérieures.*
- *Huile de coco : Hydratante et antibactérienne, elle aide à maintenir l'hydratation de la peau tout en la protégeant des infections.*

- *Extrait de camomille : Apaisant et anti-inflammatoire, il calme les irritations et les rougeurs tout en régénérant la peau.*

Les ingrédients naturels sont riches en nutriments et en bienfaits pour la peau, offrant des solutions douces et efficaces pour répondre à ses besoins spécifiques. En choisissant des produits de soin formulés avec des ingrédients naturels, vous offrez à votre peau une véritable source de vitalité et de protection contre les agressions extérieures.

(8) Il a été montrer dans le Journal of Cosmetic Dermatology que l'utilisation d'extraits de plantes comme le thé vert peut avoir des effets apaisants, hydratants et anti-inflammatoires sur la peau, aidant ainsi à réduire les rougeurs et l'irritation.
Des astuces pour choisir des produits adaptés

* Lire attentivement les étiquettes

Privilégiez les produits dont la liste d'ingrédients est courte et contient des ingrédients naturels en tête de liste. Évitez les produits contenant des ingrédients agressifs ou irritants comme les parfums synthétiques, les colorants artificiels et les agents de conservation agressifs.

* Opter pour des formules douces

Choisissez des produits de soin doux et non irritants, formulés sans parabènes, sulfates,

50

silicones ou alcools desséchants, qui pourraient perturber l'équilibre naturel de votre peau. Prenez des produits de soin aussi naturels que votre sourire, sans ingrédients étranges !

En choisissant des produits de soin de qualité contenant des ingrédients naturels et adaptés à vos besoins spécifiques, vous offrez à votre peau les soins dont elle a besoin pour rester saine, éclatante et protégée. En suivant ces conseils simples mais essentiels, vous pouvez prendre soin de votre peau de manière douce et efficace, en lui offrant toute l'attention et la protection qu'elle mérite. Alors, optez pour la magie des ingrédients naturels et laissez votre peau rayonner de beauté et de santé !

• 2 : Soin des Cheveux

Conseil n°1 : Des Cheveux en Forme pour une Routine Capillaire Douce et Adaptée !

Prendre soin de vos cheveux commence par le choix des bons produits. Cette astuce met en lumière l'importance de sélectionner des produits capillaires doux et adaptés à votre type de cheveux, tout en évitant les substances nocives qui pourraient les endommager.

Des produits capillaires adaptés

* Adoptez la Bonne Routine

Les produits capillaires adaptés peuvent répondre aux besoins spécifiques de votre type de cheveux, qu'il s'agisse de cheveux secs, gras, bouclés ou colorés, ce qui permet de maintenir leur santé et leur éclat.

* Cheveux en Santé : les Bons Soins

L'utilisation de produits capillaires adaptés peut aider à prévenir les dommages et les problèmes courants tels que la casse, les pointes fourchues et les démangeaisons du cuir chevelu, en fournissant les nutriments nécessaires et en préservant l'équilibre naturel des cheveux.

* Éviter les substances nocives

Certains ingrédients couramment utilisés dans les produits capillaires, tels que les sulfates et les parabènes, peuvent être agressifs pour les cheveux et le cuir chevelu. Les sulfates, par exemple, sont des agents moussants qui peuvent éliminer les huiles naturelles des cheveux, les laissant secs et cassants.

Les parabènes sont des conservateurs potentiellement toxiques qui peuvent entraîner des irritations et des réactions allergiques.

(9) Certaines études ont mis en évidence les effets néfastes du parabène sur la santé, en se concentrant sur sa toxicité endocrinienne, son absorption, son interaction avec les estérases, ainsi que le risque associé aux esters de parabène.

Des astuces pour une routine capillaire saine

* **Lisez (encore et toujours) les étiquettes**

Avant d'acheter un produit capillaire, prenez l'habitude de lire les étiquettes pour repérer les ingrédients potentiellement nocifs. Évitez les produits contenant des sulfates, des parabènes, des silicones et d'autres substances agressives.

* **Optez pour des formules douces**

Recherchez des produits capillaires formulés avec des ingrédients doux et naturels, tels que les extraits de plantes, les huiles essentielles et les protéines de soie, qui nourrissent et renforcent les cheveux sans les alourdir, ni les agresser.

Les protéines de soie pour les cheveux sont comme des petits ninjas capillaires, habillant chaque mèche d'une armure légère et protectrice. Elles renforcent, hydratent et lissent vos cheveux, les laissant doux, brillants et prêts à affronter tous les défis de la journée, même les plus inattendus !

*   **Évitez les surtraitements**

Limitez l'utilisation de produits coiffants chauds tels que les fers à lisser ou les fers à friser, qui peuvent endommager la structure des cheveux. De plus, évitez les colorations excessives et les traitements chimiques agressifs qui peuvent affaiblir les cheveux et les rendre plus vulnérables aux dommages.

Prendre soin de vos cheveux commence par le choix de bons produits. En optant pour des produits capillaires adaptés à votre type de cheveux, tout en évitant les substances nocives, vous pouvez aider à préserver la santé et la beauté de vos cheveux. Prenez donc soin de vos cheveux avec douceur et laissez-les briller de santé et de vitalité !

Conseil n°2 : Des Cheveux Propres une Croissance Stimulée !

Le lavage régulier des cheveux est essentiel pour maintenir leur propreté et leur santé. Il est important laver vos cheveux avec soin, en utilisant de l'eau tiède et en massant délicatement votre cuir chevelu pour stimuler la circulation sanguine et favoriser la croissance des cheveux.

Le rituel du lavage des cheveux

* Choisissez la bonne fréquence

La fréquence à laquelle vous devez laver vos cheveux dépend de votre type de cheveux et de votre style de vie. En général, il est recommandé de les laver deux à trois fois par semaine pour éliminer l'excès de sébum et les impuretés, tout en évitant de les dessécher.

* Utilisez de l'eau tiède

Évitez d'utiliser de l'eau trop chaude pour laver vos cheveux, car cela peut les dessécher et les fragiliser. Optez plutôt pour de l'eau tiède, qui ouvre les cuticules capillaires et permet aux produits de nettoyage de mieux pénétrer.

Les cuticules capillaires sont comme les gardiens du château des cheveux, alignés en rangées serrées pour protéger chaque brin des agressions extérieures. Ils sont les défenseurs de votre crinière, prêts à repousser les attaques de l'environnement et à garder vos cheveux forts, brillants et toujours prêts pour l'aventure capillaire !

* Utilisez le bon shampooing

Choisissez un shampooing adapté à votre type de cheveux. Si vous avez les cheveux secs ou abîmés, optez pour un shampooing hydratant. Si vous avez les cheveux gras, privilégiez un shampooing clarifiant.

- *Shampooing hydratant : Il est spécialement formulé pour apporter une hydratation intense aux cheveux. Il contient généralement des ingrédients tels que la glycérine, les huiles végétales (comme l'huile d'argan, de coco ou d'amande), les protéines (comme les protéines de soie ou de blé) et le panthénol (provitamine B5).*
  La glycérine attire l'humidité dans les cheveux, les maintenant doux et souples, tandis que les huiles végétales nourrissent et hydratent en profondeur.
  Les protéines renforcent les cheveux et leur donnent de la vitalité, tandis que le panthénol pénètre dans la cuticule des cheveux pour les hydrater et les rendre plus faciles à coiffer.

- *Shampooing clarifiant : Il est conçu pour éliminer efficacement l'accumulation de produit et les impuretés des cheveux et du cuir chevelu.*
  Il contient des agents nettoyants puissants tels que le sulfate de sodium laureth ou le cocamidopropyl bétaïne, qui éliminent en profondeur les résidus de produits et les impuretés.
  En plus des agents nettoyants, il peut également contenir de l'acide citrique pour éliminer les résidus de chlore de l'eau dure ou de produits capillaires, de l'extrait de citron pour raviver la brillance des cheveux, et de la menthe poivrée pour rafraîchir le cuir chevelu

*et stimuler la circulation sanguine, offrant
ainsi une sensation de propreté accrue.*

La technique du massage du cuir chevelu

* **Massez délicatement**

Utilisez les bouts des doigts pour masser
doucement votre cuir chevelu en effectuant des
mouvements circulaires. Cela stimulera la
circulation sanguine, favorisant ainsi la
croissance des cheveux et leur apportant des
nutriments essentiels.

* **Rincez abondamment**

Après avoir massé votre cuir chevelu, rincez
abondamment vos cheveux à l'eau tiède pour
éliminer tout résidu de shampooing.

* **Évitez le sur-lavage**

Ne lavez pas vos cheveux trop souvent, car cela
peut les priver de leurs huiles naturelles et les
rendre secs et cassants.
Rappelez-vous, même vos cheveux ont besoin de
jours de repos !

* **Séchez doucement**

Après le lavage, évitez de frotter vigoureusement
vos cheveux avec une serviette, car cela peut les

abîmer. Préférez plutôt les tamponner doucement pour enlever l'excès d'eau.

En suivant ces conseils simples mais efficaces, vous pouvez garantir un lavage en douceur de vos cheveux tout en stimulant leur croissance et en maintenant leur santé. Prenez soin de vos cheveux avec attention et ils vous le rendront avec éclat et vitalité !

Conseil n°3 : Un Festin de Nourriture pour Vos Cheveux !

Les masques capillaires sont comme une bouffée d'air frais pour vos cheveux, les nourrissant en profondeur et les revitalisant pour une chevelure éclatante de santé. Il est nécessaire d'hydrater et de nourrir vos cheveux en utilisant des masques capillaires naturels, riches en huiles végétales, œufs ou produits hydratants.

Les bienfaits des masques capillaires

* **Hydratation en profondeur**

Les masques capillaires sont formulés pour pénétrer en profondeur dans la fibre capillaire, fournissant une hydratation intense et réparatrice. Les huiles végétales comme l'huile d'argan, l'huile de coco ou l'huile d'amande sont particulièrement efficaces pour nourrir et hydrater les cheveux secs et abîmés.

* **Nourriture pour les cheveux**

Les masques sont également riches en nutriments essentiels tels que les vitamines, les minéraux et les protéines, qui aident à renforcer les cheveux de l'intérieur et à leur redonner de la vitalité. Les œufs, par exemple, sont une excellente source de protéines qui aident à reconstruire et à fortifier les cheveux cassants.

* **Réparation des dommages**

Les masques capillaires sont efficaces pour réparer les dommages causés par les agressions extérieures telles que la chaleur, les colorations ou les traitements chimiques. En nourrissant et en hydratant les cheveux en profondeur, ils aident à restaurer leur élasticité et leur brillance naturelle.

Comment préparer et appliquer un masque capillaire

* **Choisissez les bons ingrédients**

Optez pour des ingrédients naturels et nourrissants tels que les huiles végétales, les œufs, le miel, l'avocat ou le yaourt. Vous pouvez également ajouter des huiles essentielles pour leurs propriétés bénéfiques supplémentaires.

Voici quelques huiles essentielles réputées pour leurs bienfaits sur les cheveux :

- *Huile essentielle de lavande : Elle est connue pour favoriser la croissance des cheveux et apaiser le cuir chevelu.*
- *Huile essentielle de romarin : Elle stimule la circulation sanguine dans le cuir chevelu, ce qui peut favoriser la croissance des cheveux et aider à prévenir la chute des cheveux.*
- *Huile essentielle de menthe poivrée : Elle apporte une sensation de fraîcheur au cuir chevelu et peut stimuler la circulation sanguine, favorisant ainsi la croissance des cheveux.*
- *Huile essentielle de citron : Elle est réputée pour éliminer l'excès de sébum et donner de la brillance aux cheveux.*
- *Huile essentielle de tea tree (arbre à thé) : Elle possède des propriétés antifongiques et antibactériennes qui peuvent aider à traiter les problèmes du cuir chevelu comme les pellicules et les démangeaisons.*

* **Mélangez les ingrédients**

Dans un bol, mélangez les ingrédients choisis jusqu'à obtenir une consistance homogène. Vous pouvez ajuster les proportions en fonction de la longueur et de l'épaisseur de vos cheveux.

* **Appliquez le masque**

Répartissez le masque uniformément sur cheveux propres et humides, en insistant sur les longueurs et les pointes. Enveloppez vos cheveux dans une serviette chaude pour favoriser la pénétration des ingrédients, puis laissez agir pendant 20 à 30 minutes.
En attendant, pourquoi ne pas regarder le dernier épisode de votre série préférée pour passer le temps ?

* **Rincez abondamment**

Après le temps de pose, rincez abondamment vos cheveux à l'eau tiède, en veillant à éliminer tout résidu de masque. Vous pouvez ensuite procéder au shampooing et à l'après-shampooing comme d'habitude.

* **Fréquence d'utilisation**

Utilisez un masque capillaire une à deux fois par semaine pour maintenir vos cheveux en bonne santé et prévenir les dommages.
En intégrant régulièrement des masques capillaires naturels à votre routine de soins capillaires, vous pouvez nourrir, hydrater et revitaliser vos cheveux pour une chevelure éclatante de santé et de vitalité. Offrez à vos cheveux un festin de nutriments et de bienfaits naturels et ils vous le rendront avec brillance et souplesse !

• 3 : Soins et maquillage

Conseil n°1 : Maquillage Malin : Les Secrets d'une Beauté Naturelle et Éclatante !

Le maquillage est comme la cerise sur le gâteau de votre routine beauté, mais il est essentiel de choisir des produits qui mettent en valeur votre peau sans l'étouffer. Il est préférable d'opter pour des soins légers et naturels qui subliment vos traits tout en respectant votre peau.

Les vertus des soins légers et naturels

* **Respect de la peau**

Les produits de maquillage légers et naturels sont formulés pour ne pas obstruer les pores de la peau, ce qui permet à celle-ci de respirer et de rester saine. Les produits non comédogènes sont particulièrement adaptés aux peaux sujettes aux imperfections, car ils réduisent le risque de congestion des pores et de formation de boutons.

* **Mise en valeur subtile**

Les soins légers mettent en valeur vos traits naturels sans les camoufler. Ils offrent une couvrance légère à modérée qui permet de corriger les petites imperfections tout en laissant transparaître la beauté naturelle de votre peau.

Voici une liste d'exemples de soins légers et naturels pour la peau :

- *BB crème ou CC crème : Ces crèmes légères offrent une couvrance modérée tout en hydratant la peau.*
- *Fond de teint minéral : Les fonds de teint minéraux sont formulés avec des ingrédients naturels comme le dioxyde de titane et l'oxyde de zinc, offrant une couvrance légère et une protection solaire naturelle.*
- *Correcteur naturel : Utilisez un correcteur naturel à base d'ingrédients comme l'huile de coco, l'huile d'amande douce ou le beurre de karité pour camoufler les imperfections sans obstruer les pores.*
- *Poudre de finition translucide : Appliquez une fine couche de poudre de finition translucide pour matifier la peau et fixer le maquillage tout en conservant un aspect naturel.*

∗ **Adaptation à votre carnation**

Les produits de maquillage adaptés à votre carnation vous permettent d'obtenir un teint uniforme et lumineux qui s'harmonise parfaitement avec votre couleur de peau. Ils évitent les démarcations disgracieuses et offrent un résultat naturel.

* **Appliquez avec légèreté**

Utilisez des pinceaux ou des éponges propres pour appliquer vos produits de maquillage avec légèreté et précision, en estompant bien les contours pour un résultat naturel et harmonieux.

* **Démaquillage doux**

Assurez-vous de bien démaquiller votre peau chaque soir avec des produits doux et non irritants pour éliminer toute trace de maquillage et laisser respirer votre peau pendant la nuit.

En optant pour des soins légers et naturels, vous pouvez sublimer votre beauté naturelle tout en prenant soin de votre peau. Choisissez des produits adaptés à votre carnation et à votre type de peau pour un résultat harmonieux et éclatant qui vous mettra en valeur en toute subtilité !

Conseil n°2 : Bye-bye Make-up pour une Peau Fraîche et Radieuse !

Le démaquillage est une étape essentielle de votre routine de soins de la peau, souvent négligée mais pourtant cruciale pour maintenir une peau saine et éclatante. Il est nécessaire de retirer soigneusement votre maquillage chaque soir avant le coucher pour permettre à votre peau de respirer et de se régénérer pendant la nuit.

Les vertus d'un démaquillage minutieux

* Élimination des impuretés

Le démaquillage permet d'éliminer efficacement les résidus de maquillage, le sébum et les impuretés accumulés tout au long de la journée, qui peuvent obstruer les pores et entraîner des problèmes de peau tels que l'acné et les points noirs.

* Prévention du vieillissement prématuré

En laissant le maquillage sur votre visage pendant la nuit, vous risquez d'altérer le processus naturel de régénération de la peau et d'augmenter le risque de rides et de ridules précoces. Le démaquillage permet à votre peau de se renouveler et de se régénérer efficacement, favorisant ainsi un teint plus jeune et plus éclatant.

* Hydratation et réparation

En retirant votre maquillage avant le coucher, vous permettez à votre peau de bénéficier pleinement des bienfaits des produits de soin appliqués par la suite, tels que les sérums hydratants et les crèmes de nuit.

Une peau propre et démaquillée est mieux préparée à absorber les principes actifs des produits de soin, favorisant ainsi une hydratation et une réparation optimales pendant la nuit.

En plus, vous éviterez de ressembler à un panda le matin, et ça, c'est déjà une victoire pour une bonne journée !

Comment bien démaquiller sa peau

* Choisissez de bons produits

Optez pour des démaquillants doux et hydratants, adaptés à votre type de peau (sèche, grasse, mixte, sensible), pour éliminer efficacement le maquillage sans agresser la peau.

Voilà une série d'exemples de démaquillants doux adaptés à différents types de peau :

- *Huile démaquillante : Les huiles démaquillantes sont efficaces pour dissoudre le maquillage, même waterproof, tout en*

nourrissant la peau. Elles conviennent particulièrement aux peaux sèches et sensibles.
- *Eau micellaire : Elle est une solution légère qui nettoie en douceur la peau en éliminant les impuretés et le maquillage. Elle convient à tous les types de peau, même les plus sensibles.*
- *Lait démaquillant : Les laits démaquillants sont doux et apaisants, parfaits pour les peaux sèches et délicates. Ils éliminent efficacement le maquillage tout en laissant la peau hydratée.*
- *Lingettes démaquillantes : Les lingettes démaquillantes sont pratiques pour un nettoyage rapide, mais il est important de choisir des lingettes douces sans alcool ni parfum pour éviter d'irriter la peau.*
- *Baume démaquillant : Les baumes démaquillants se transforment en huile au contact de la peau et sont idéaux pour éliminer le maquillage tenace tout en laissant la peau douce et hydratée.*

* **Utilisez des gestes doux**

Appliquez le démaquillant sur un coton ou une lingette propre et faites des mouvements doux et circulaires pour dissoudre le maquillage et les impuretés, en évitant de frotter vigoureusement pour ne pas irriter la peau.

*   **Rincez à l'eau tiède**

Après le démaquillage, rincez votre visage à l'eau tiède pour éliminer tout résidu de démaquillant et laissez votre peau propre et rafraîchie.

*   **Ne négligez pas les zones sensibles**

N'oubliez pas de démaquiller les zones sensibles du visage, comme les yeux et les lèvres, avec des produits spécialement formulés pour ces zones délicates.

Le démaquillage régulier est la clé d'une peau saine, éclatante et rajeunie. En retirant soigneusement votre maquillage chaque soir avant le coucher, vous permettez à votre peau de respirer et de se régénérer pendant la nuit, favorisant ainsi un teint frais et radieux au réveil. Alors, n'oubliez pas de dire "au revoir" à votre maquillage chaque soir et "bonjour" à une peau éclatante et bien-aimée !

◊ III : Garder un esprit vif et lucide

• 1 : Stimulation mentale

Les moyens de maintenir un esprit vif et lucide tout au long de notre vie sont multiples. En cultivant la stimulation mentale, la pratique de la méditation et de la pleine conscience, ainsi que les interactions sociales enrichissantes, nous pouvons nourrir notre intellect, améliorer notre bien-être émotionnel et rester connectés au monde qui nous entoure.

Préparez-vous à découvrir des stratégies fascinantes pour stimuler votre cerveau et cultiver une clarté d'esprit qui vous permettra de vivre pleinement chaque moment !

Conseil n°1 : Menteur ? Pas Vous ! Jeux Mentaux pour Briller d'Intelligence !

Dans un monde rempli de distractions numériques et de stimulations constantes, il est essentiel de prendre le temps de stimuler notre cerveau de manière ludique et enrichissante. Les jeux mentaux sont essentiels dans le maintien de la santé cognitive. Quelques conseils pratiques sont dévoilés dans ce chapitre pour intégrer ces activités dans votre quotidien.

L'art des jeux mentaux

* **Participer à des jeux mentaux**

Ils peuvent être traditionnels comme les mots croisés et les puzzles, ou modernes comme les applications de formation cérébrale.

Pratiquer ces jeux est une façon amusante et efficace de garder votre cerveau en forme. Ces activités stimulent différentes régions de votre cerveau, renforcent les connexions neuronales et améliorent la mémoire, la concentration et la résolution de problèmes.

(10) Une étude indique que le programme d'entraînement cognitif (jeux mentaux) basé sur les principes de la plasticité cérébrale a entraîné une amélioration significative de la mémoire chez les participants, suggérant ainsi que ce type d'intervention pourrait être bénéfique pour préserver la santé cognitive, en particulier chez les personnes âgées.

Quelques astuces pour intégrer les jeux mentaux dans votre vie

* **Planifiez des moments dédiés**

Allouez du temps chaque jour pour jouer à des jeux mentaux, que ce soit le matin pour stimuler votre cerveau pour la journée à venir, ou le soir pour détendre votre esprit après une journée bien remplie.

* **Diversifiez vos activités**

Explorez une variété de jeux mentaux pour stimuler différentes fonctions cognitives. Alternez entre des mots croisés, des puzzles, des jeux de société et des applications de formation cérébrale pour un entraînement complet.

Lumosity, Elevate et Peak sont parmi les meilleures applications de jeux mentaux disponibles sur tablette, offrant une variété de jeux conçus pour améliorer la mémoire, l'attention, la résolution de problèmes et d'autres compétences cognitives. Ces applications proposent des exercices personnalisés adaptés aux besoins individuels des utilisateurs.

Les jeux tels que Sudoku et 2048 sont également populaires pour leur capacité à stimuler la réflexion logique et la résolution de problèmes.

En outre, Words With Friends permet de défier vos compétences en orthographe et en vocabulaire en jouant au Scrabble contre des amis ou d'autres joueurs en ligne.

Que vous soyez un maître des mots ou un génie des nombres, n'oubliez pas que l'essentiel est de s'amuser et de ne pas se prendre trop au sérieux. Après tout, même les meilleures parties de Scrabble peuvent se terminer par un "LOL" !

* **Impliquez-vous socialement**

Jouez à des jeux mentaux avec des amis ou des membres de votre famille pour une expérience interactive et enrichissante. Cela favorise également le partage d'idées et le renforcement des relations sociales, ce qui est bénéfique pour la santé mentale.

En intégrant régulièrement des jeux mentaux dans votre vie quotidienne, vous pouvez nourrir votre cerveau, améliorer vos capacités cognitives et protéger votre santé mentale à long terme.

Que vous soyez un amateur de mots croisés chevronné ou un adepte des jeux de société en famille, prenez le temps de faire travailler votre cerveau et de briller d'intelligence à tout âge !

Conseil n°2 : Cultivez votre Savoir-Faire pour une Mente Éveillée et Créative !

Explorer de nouveaux horizons et apprendre de nouvelles compétences ou hobbies est un excellent moyen de stimuler votre esprit, d'enrichir votre vie et de rester mentalement agile. L'apprentissage continu est important pour maintenir un esprit vif et actif, tout en offrant des conseils pratiques pour embrasser cette philosophie de vie.

La magie de l'apprentissage

* **Un cerveau bien cuisiné : les recettes de l'apprentissage**

Apprendre de nouvelles compétences ou hobbies stimule votre cerveau de manière unique. Que vous vous lanciez dans la peinture, la cuisine, la musique ou bien l'apprentissage d'une nouvelle langue, chaque nouvelle activité sollicite différentes régions de votre cerveau, renforçant ainsi les connexions neuronales et favorisant une pensée créative et flexible.

(11) Des recherches ont montré que l'apprentissage continu est bénéfique pour la santé cognitive. Par exemple, une étude publiée dans le journal Psychological Science a révélé que l'apprentissage de nouvelles compétences peut ralentir le déclin cognitif lié à l'âge et améliorer la mémoire chez les adultes plus âgés.
De plus, l'apprentissage de langues étrangères a été associé à une meilleure fonction exécutive du cerveau et à une plus grande résilience cognitive.

Des astuces pour intégrer de nouvelles compétences dans votre vie

* **Identifiez vos passions**

Choisissez des compétences ou hobbies qui vous passionnent et qui vous enthousiasment, afin de maximiser votre engagement et votre motivation.

* **Fixez-vous des objectifs réalisables**

Définissez des objectifs clairs et réalisables pour chaque nouvelle compétence que vous souhaitez acquérir, en vous concentrant sur la progression plutôt que sur la perfection.

* **Pratiquez régulièrement**

Consacrez du temps chaque jour à pratiquer votre nouvelle compétence, même si ce n'est que pour quelques minutes. La pratique régulière est essentielle pour renforcer les compétences et maintenir votre motivation.

En embrassant une mentalité d'apprentissage continu et en explorant de nouveaux domaines, vous pouvez nourrir votre esprit, élargir vos horizons et enrichir votre vie de manière significative.

Que vous souhaitiez devenir un artiste émérite, un chef cuisinier talentueux ou un polyglotte accompli, l'apprentissage de nouvelles compétences est une aventure stimulante et gratifiante qui peut vous accompagner tout au long de votre vie.

Alors, n'ayez pas peur de sortir de votre zone de confort, de relever de nouveaux défis et de cultiver votre savoir-faire avec enthousiasme et détermination !

Conseil n°3 : Nourrissez votre Curiosité pour un Mental Affamé de Connaissances et de Découvertes !

La curiosité est une force motrice puissante qui peut ouvrir des portes vers de nouvelles connaissances, de nouvelles perspectives et de nouvelles expériences. Il est fortement conseillé de stimuler votre curiosité en explorant une variété de sources d'information, telles que la lecture, les documentaires et les cours en ligne, pour élargir votre horizon et approfondir votre compréhension du monde qui vous entoure.

Les vertus de la curiosité

* **Exploration et Découverte**

La curiosité vous pousse à explorer de nouveaux horizons et à découvrir des connaissances inexplorées. C'est comme ouvrir une porte vers un monde où les seules limites sont celles de votre imagination ! Que vous soyez en train de dévorer les pages d'un livre, de regarder un documentaire passionnant ou même de suivre un cours en ligne sur la fabrication de fromage de chèvre (et pourquoi pas ?). Vous élargissez vos perspectives et enrichissez votre compréhension du monde qui vous entoure.
Chaque exploration est comme une chasse au trésor pour votre esprit avide, et chaque nouvelle découverte est un petit pas de plus vers la sagesse (ou vers la capacité de battre n'importe qui au prochain quiz de culture générale !).

* **Éveil de l'Esprit**

La curiosité, c'est comme une potion magique pour votre cerveau ! Elle le garde en éveil, vif et alerte, prêt à affronter les défis intellectuels du quotidien.

Quand vous vous plongez dans des activités qui titillent votre curiosité, votre cerveau est comme un enfant dans un magasin de bonbons, il ne sait plus où donner de la tête ! Et c'est une bonne chose ! Parce que cette stimulation constante peut renforcer vos capacités cognitives et votre mémoire, vous rendant plus astucieux que Sherlock Holmes avec une lampe de poche !

De plus, cette curiosité insatiable peut vous pousser à poser des questions déconcertantes, à remettre en question les idées reçues et à chercher des réponses même aux questions les plus farfelues - après tout, qui sait ce qui se cache derrière la question "Pourquoi les girafes ont-elles des taches ?"

(12) La curiosité a été étudiée en profondeur par les scientifiques, qui ont découvert ses nombreux bienfaits pour la santé cognitive. Une recherche publiée notamment dans le journal Neuron a révélé que la curiosité stimule l'activité cérébrale dans les régions associées à la récompense et à la motivation, renforçant ainsi la capacité d'apprentissage et de mémorisation. Aussi, les personnes curieuses ont tendance à être plus créatives, innovantes et résilientes face aux défis.

Des astuces pour nourrir votre curiosité

* **Explorez une variété de sujets**

Ne vous contentez pas d'explorer qu'un seul domaine, sinon vous risquez de devenir l'expert en... eh bien, rien d'autre que ce domaine ! Variez vos intérêts comme un buffet à volonté : des sciences à l'art, de l'histoire à la philosophie. En élargissant vos horizons, vous découvrirez un monde aussi fascinant que diversifié !

* Créez un environnement propice à la découverte

Entourez-vous de livres, de documentaires et de ressources en ligne qui suscitent votre curiosité et vous incitent à explorer de nouveaux horizons.

* Partagez vos découvertes

Discutez avec d'autres personnes de ce que vous avez appris et partagez vos découvertes avec ceux qui vous entourent. L'échange d'idées et de connaissances peut enrichir votre propre compréhension et stimuler davantage votre curiosité.

Vous pouvez rejoindre des groupes ou des communautés en ligne dédiés à vos centres d'intérêt, où vous pourrez échanger des idées, poser des questions et découvrir de nouvelles perspectives. Qui sait, vous pourriez même rencontrer des personnes partageant les mêmes passions que vous et créer des liens durables autour de votre curiosité commune !

En cultivant une soif de connaissance et de découverte, vous pouvez élargir vos horizons, enrichir votre vie et nourrir votre esprit d'une manière profondément gratifiante.

Que vous vous plongiez dans les pages d'un livre fascinant, que vous visionniez un documentaire captivant ou que vous suiviez un cours en ligne sur un sujet qui vous passionne, l'exploration du savoir est une aventure infiniment stimulante qui peut vous accompagner tout au long de votre vie. Alors, laissez-vous guider par votre curiosité, ouvrez grand les portes de la connaissance et plongez dans un monde de découvertes fascinantes et enrichissantes !

• 2 : Méditation et Pleine Conscience

Conseil n°1 : Plongez dans le Moment Présent pour Cultiver la Sérénité et l'Équilibre Mental !

La méditation de pleine conscience est une pratique ancienne qui gagne en popularité de nos jours pour ses nombreux bienfaits sur la santé mentale et émotionnelle. Dans ce conseil-ci on met en lumière l'importance de la méditation de pleine conscience dans notre vie quotidienne, en offrant des astuces utiles pour intégrer cette pratique bénéfique dans notre routine.

Les bienfaits de la méditation de pleine conscience

* **Réduction du stress et de l'anxiété**

La méditation de pleine conscience est reconnue pour ses effets bénéfiques sur la gestion du stress et de l'anxiété. En se concentrant sur l'instant présent et en pratiquant une observation non critique de ses pensées et sensations, les praticiens de la pleine conscience apprennent à mieux gérer les situations stressantes et à réduire leur réactivité émotionnelle. Des études ont montré que la méditation de pleine conscience peut diminuer les niveaux de cortisol, l'hormone du stress, dans le corps, et favoriser un état de calme et de relaxation.

* **Amélioration de la santé mentale**

Outre la réduction du stress, la méditation de pleine conscience est associée à une amélioration globale de la santé mentale. En pratiquant régulièrement la pleine conscience, les individus peuvent réduire les symptômes de dépression et d'anxiété, ainsi que développer une plus grande résilience émotionnelle face aux défis de la vie quotidienne.

La méditation de pleine conscience favorise également une plus grande clarté mentale, une meilleure concentration et une plus grande satisfaction dans la vie. Ces bienfaits contribuent à promouvoir un état de bien-être émotionnel et psychologique optimal.

* **Amélioration des relations interpersonnelles**

La pratique régulière de la méditation de pleine conscience peut également avoir un impact positif sur les relations interpersonnelles. En développant une plus grande conscience de ses propres pensées et émotions, ainsi qu'une capacité accrue à écouter activement les autres, les individus peuvent améliorer leur communication et leur empathie.

La pleine conscience favorise une présence attentive lors des interactions sociales, ce qui peut renforcer les liens affectifs et réduire les conflits relationnels. En cultivant des qualités telles que la compassion et la bienveillance envers soi-même et les autres, la méditation de pleine conscience peut contribuer à des relations plus harmonieuses et enrichissantes.

(13) De nombreuses études scientifiques ont examiné les effets de la méditation de pleine conscience sur le cerveau et le corps. Par exemple, l'étude publiée dans le journal Psychiatry Research a examiné les effets de la méditation de pleine conscience sur le cerveau en utilisant l'imagerie par résonance magnétique fonctionnelle (IRMf). Les chercheurs ont constaté une augmentation de la densité de matière grise dans les régions cérébrales associées à l'apprentissage, à la mémoire et à la régulation des émotions chez les participants pratiquant régulièrement la méditation de pleine conscience.

Des astuces pour intégrer la méditation de pleine conscience dans votre vie

* Commencez par de courtes séances

Si vous débutez dans la méditation de pleine conscience, commencez par de courtes séances de quelques minutes chaque jour, puis augmentez progressivement la durée à mesure que vous vous sentez plus à l'aise. C'est comme ajouter des poids à votre entraînement mental !

* Trouvez un endroit calme

Choisissez un endroit calme et confortable où vous pourrez vous asseoir ou vous allonger sans être dérangé. Éteignez les distractions telles que les téléphones portables et les ordinateurs, et créez un environnement propice à la relaxation.

*** Pratiquez régulièrement**

La clé de la méditation de pleine conscience est la pratique régulière. Essayez de méditer tous les jours, même si ce n'est que pour quelques minutes, pour en retirer les bénéfices maximums. Méditez chaque jour pour que votre esprit soit aussi calme que la mer d'huile... ou au moins aussi calme que votre chat après une bonne sieste !

En cultivant la présence mentale et en apprenant à observer nos pensées et émotions sans jugement, la méditation de pleine conscience nous offre un précieux outil pour gérer le stress, l'anxiété et les défis de la vie quotidienne.
Que vous soyez débutant ou pratiquant expérimenté, intégrer la méditation de pleine conscience dans votre routine quotidienne peut apporter une multitude de bienfaits pour votre santé mentale et émotionnelle.
Prenez quelques instants chaque jour pour plonger dans le moment présent, respirer profondément et cultiver la sérénité et l'équilibre mental dans votre vie !

Conseil n°2 : Respirez la Sérénité pour Apaiser votre Esprit et Libérer le Stress !

La respiration consciente est une pratique simple mais puissante qui peut avoir un impact significatif sur notre bien-être mental et émotionnel. L'intégration des techniques de respiration consciente dans notre quotidien est essentielle afin d'apaiser notre esprit, réduire le stress et cultiver un sentiment de calme intérieur.

Les bienfaits de la respiration consciente

* **Les bases de la respiration consciente**

La respiration consciente consiste à diriger consciemment notre attention sur notre respiration, en inspirant profondément par le nez et en expirant lentement par la bouche.

Voici un exercice simple de respiration consciente, appelé aussi respiration abdominale :

- *Asseyez-vous confortablement dans une chaise ou sur le sol, le dos droit mais pas raide, et les épaules détendues.*
- *Placez une main sur votre ventre, juste en dessous de vos côtes, et l'autre main sur votre poitrine.*

- *Fermez doucement les yeux si cela vous convient, ou gardez-les ouverts avec un regard doux dirigé vers le sol.*
- *Commencez par inspirer lentement et profondément par le nez. Sentez votre ventre se gonfler sous votre main, tandis que votre poitrine reste relativement immobile.*
- *Retenez votre respiration pendant un bref instant, puis expirez lentement et complètement par la bouche. Sentez votre ventre se dégonfler sous votre main.*
- *Répétez ce processus pendant quelques minutes, en vous concentrant sur votre respiration et en essayant de la rendre régulière et profonde.*
- *Essayez d'étendre progressivement votre expiration, en la rendant légèrement plus longue que votre inspiration. Cela peut favoriser une sensation de relaxation plus profonde.*

Cet exercice peut être pratiqué à tout moment de la journée pour vous aider à vous détendre, à vous recentrer et à vous recharger !

* **Les effets sur notre état mental et émotionnel**

Cette pratique simple peut avoir des répercutions profondes sur notre état mental et émotionnel, en activant le système nerveux parasympathique, responsable de la relaxation et du calme, et en réduisant l'activité du système nerveux sympathique, responsable du stress et de l'anxiété.

Des astuces pour intégrer la respiration consciente dans votre quotidien

* **Pratiquez la respiration consciente chaque jour**

Prenez quelques minutes chaque jour pour vous asseoir dans un endroit calme, fermez les yeux et concentrez-vous sur votre respiration. Inspirez profondément par le nez, sentez l'air entrer dans vos poumons, puis expirez lentement par la bouche, en relâchant toute tension et stress accumulés.
Rappelez-vous, même les grandes aventures commencent par un souffle profond. Alors respirez, détendez-vous et préparez-vous à conquérir votre journée avec le calme d'un koala sur un hamac.

* **Intégrez la respiration consciente dans vos activités quotidiennes**

Vous pouvez pratiquer la respiration consciente à tout moment de la journée, que ce soit en attendant dans une file d'attente, en conduisant votre voiture ou même en faisant la vaisselle ! Prenez simplement quelques instants pour vous concentrer sur votre respiration et ramener votre attention au moment présent.

Placez des rappels visuels, comme des post-it ou des notifications sur votre téléphone, pour vous rappeler de pratiquer la respiration consciente tout au long de la journée. Ces petits rappels peuvent vous aider à rester conscient de votre respiration et à maintenir un état de calme et de présence mentale.

En intégrant des techniques de respiration consciente dans notre quotidien, nous pouvons cultiver un état de calme intérieur, réduire le stress et renforcer notre bien-être mental et émotionnel.

Que ce soit en pratiquant la respiration consciente pendant quelques minutes chaque jour ou en l'intégrant dans nos activités quotidiennes, cette simple pratique peut avoir des effets profonds sur notre santé et notre qualité de vie.

Respirez donc profondément, laissez aller toute tension et laissez la sérénité envahir tout votre être !

• 3 : Socialisation et interactions sociales

Conseil n°1 : Tissez des Liens Dorés pour Cultiver des Relations Sociales Florissantes !

Les relations sociales sont comme les rayons de soleil dans notre jardin de vie, apportant chaleur, joie et vitalité à notre quotidien. Il est important de maintenir des relations sociales significatives en entretenant des liens avec nos amis, notre famille et notre communauté.

Les vertus des relations sociales

*   **Soutien émotionnel**

Les relations sociales offrent un soutien émotionnel crucial. Avoir des amis et des proches avec qui partager ses joies, ses peines et ses défis peut aider à soulager le stress, à réguler les émotions et à favoriser le bien-être mental.

*   **Réduction du stress**

Interagir régulièrement avec d'autres personnes peut contribuer à réduire l'anxiété. Les activités sociales agréables, comme passer du temps avec des amis, rire ensemble ou même simplement discuter, peuvent déclencher la libération d'endorphines, les hormones du bonheur, qui aident à diminuer le stress et à favoriser une sensation de bien-être.

* Amélioration de la santé mentale

Les relations sociales sont souvent associées à une meilleure santé mentale. Avoir un réseau de soutien social solide peut réduire le risque de dépression, d'anxiété et de solitude. Les interactions sociales régulières peuvent également stimuler le cerveau, favoriser la cognition et maintenir la santé mentale au fil du temps.
Rappelez-vous, un ami en vaut deux mais un ami avec un bon sens de l'humour, ça n'a pas de prix !

Des astuces pour maintenir des relations sociales significatives

* Planifiez des rencontres régulières

Organisez des déjeuners, des dîners ou des activités sociales régulières avec vos amis, votre famille ou vos collègues. Fixez des dates à l'avance pour vous assurer de passer du temps ensemble malgré les emplois du temps chargés.

* Restez en contact

Utilisez la technologie moderne pour rester en contact avec vos proches, que ce soit par téléphone, par messagerie instantanée ou par vidéoconférence. Prenez régulièrement des nouvelles de vos amis et de votre famille pour maintenir le lien même à distance. Et n'oubliez pas, avec les emojis, même les conversations les plus sérieuses peuvent prendre une tournure amusante !

* **Participez à des activités sociales ensemble**

Rejoignez des clubs, des associations ou des groupes communautaires qui partagent vos centres d'intérêt. Participer à des activités sociales ensemble vous permettra de rencontrer de nouvelles personnes et de renforcer les liens avec ceux qui partagent vos passions.

Dans notre monde de plus en plus connecté, trouver de nouveaux amis peut se faire à portée de main grâce à diverses applications de rencontres amicales. Que vous soyez nouveau dans une ville, que vous cherchiez à élargir votre cercle social ou simplement à rencontrer des personnes partageant vos intérêts, ces applications offrent une possibilité à rencontrer de nouvelles personnes et nouer des amitiés authentiques.
Parmi les applications populaires figurent Meetup, qui vous permet de rejoindre des groupes locaux organisant des événements autour de centres d'intérêt communs. Bumble BFF est une extension de l'application de rencontres Bumble dédiée à la recherche d'amis.

D'autres applications comme Friender, Hey! Vina et Patook offrent également des moyens innovants de trouver des amis, que ce soit en fonction de votre emplacement ou de vos intérêts communs. Avec ces applications, il est plus facile de se connecter avec de nouvelles personnes et de cultiver des amitiés durables, tout en explorant de nouveaux horizons sociaux.

En cultivant des relations sociales significatives, nous nourrissons notre bien-être mental, émotionnel et même physique. Que ce soit en entretenant des liens avec nos amis, notre famille ou notre communauté, les relations sociales sont essentielles pour notre bonheur et notre épanouissement. Alors, prenez le temps de tisser des liens dorés et de cultiver des relations sociales florissantes !

Conseil n°2 : Ouvrez les Bras pour Accueillir de Nouvelles Amitiés !

La vie est comme un livre rempli de chapitres, et chaque nouvelle rencontre apporte une nouvelle page à écrire. Il est essentiel d'être ouvert aux nouvelles rencontres et aux nouvelles amitiés, en rejoignant des clubs, des groupes d'intérêt ou des cours qui nous permettent de rencontrer des personnes partageant les mêmes centres d'intérêt.

L'importance des nouvelles rencontres

* Élargir ses horizons sociaux

Faire de nouvelles rencontres permet d'ouvrir de nouvelles portes et d'explorer des perspectives différentes. En rencontrant des personnes aux parcours, aux cultures et aux intérêts variés, on enrichit son propre univers social et on élargit ses horizons.

* Stimuler la croissance personnelle

Les nouvelles rencontres offrent l'occasion d'apprendre et de se développer en interagissant avec des individus aux expériences diverses. Ces interactions peuvent encourager la remise en question, la découverte de nouvelles passions et la stimulation de la créativité, contribuant ainsi à une croissance personnelle continue.

Alors, prêts à sortir de votre zone de confort et à faire de nouvelles rencontres ? Qui sait, vous pourriez bien découvrir votre prochain acolyte de folie pour conquérir le monde des pâtisseries exotiques ou même trouver votre partenaire de danse pour secouer le dancefloor !

Des astuces pour être ouvert aux nouvelles rencontres

* **Explorez vos passions**

Rejoignez des clubs, des groupes d'intérêt ou des cours qui correspondent à vos passions et à vos intérêts. Que vous aimiez la photographie, la danse, la cuisine ou la randonnée, il existe des communautés pour partager vos passions avec d'autres personnes.

* **Soyez proactif**

Prenez l'initiative d'engager la conversation avec de nouvelles personnes et de créer des liens. Soyez curieux, posez des questions ouvertes et montrez de l'intérêt pour ce que les autres ont à dire.

* **Sortez de votre zone de confort**

Ne vous limitez pas à votre cercle social existant, mais soyez ouvert à rencontrer des personnes de milieux différents ou ayant des intérêts différents des vôtres. Vous pourriez être surpris des liens que vous pouvez créer avec des personnes que vous n'auriez jamais rencontrées autrement.

En étant ouvert aux nouvelles rencontres et aux nouvelles amitiés, nous enrichissons notre vie de nouvelles expériences, de nouveaux défis et de nouvelles perspectives. Que ce soit en rejoignant des clubs, des groupes d'intérêt ou des cours, il existe de nombreuses façons de rencontrer des personnes partageant les mêmes centres d'intérêt et de tisser de nouveaux liens d'amitié. Accueillez donc de nouvelles amitiés à bras ouverts !

Conseil n°3 : Dialogue Enrichissant pour Nourrir votre Esprit et Élargir vos Horizons !

Les conversations sont comme des voyages pour l'esprit, nous emmenant dans des contrées lointaines et nous ouvrant à de nouvelles perspectives. Il est important de s'engager dans des conversations stimulantes et enrichissantes, en échangeant des idées, des expériences et des réflexions avec les autres.

L'importance des conversations enrichissantes

* **Élargissement des horizons**

Les conversations enrichissantes permettent d'explorer de nouveaux sujets, d'acquérir des perspectives différentes et d'enrichir notre compréhension du monde qui nous entoure. En discutant avec des personnes aux expériences et aux points de vue variés, nous élargissons nos horizons et nourrissons notre curiosité.

Et rappelez-vous, une conversation stimulante peut parfois être aussi pétillante qu'un verre de champagne !

* **Stimulation intellectuelle**

Ces conversations stimulent notre esprit en nous poussant à réfléchir de manière critique, à remettre en question nos propres croyances et à approfondir nos connaissances. Elles offrent également l'occasion d'apprendre de nouvelles choses, d'explorer des idées innovantes et de développer notre pensée créative.

Des astuces pour engager des conversations stimulantes

* **Posez des questions ouvertes**

Encouragez les autres à partager leurs idées et leurs expériences en posant des questions ouvertes qui favorisent la réflexion et la discussion. Évitez les questions fermées qui nécessitent une réponse courte et privilégiez celles qui incitent à développer ses pensées.

Imaginez que vous assistiez à un dîner avec des amis et que vous vouliez en apprendre davantage sur leurs passions.

Plutôt que de simplement demander "Qu'aimes-tu faire pendant ton temps libre ?", vous pourriez demander quelque chose de plus intriguant comme : "Si tu pouvais maîtriser instantanément une compétence, quelle serait-elle et pourquoi ?"
Cela ouvre la porte à des discussions sur les intérêts uniques de chacun et les aspirations personnelles, tout en permettant à chacun de partager ses rêves et ses ambitions de manière amusante et légère.

* Écoutez activement

Soyez attentif aux paroles des autres et montrez de l'intérêt pour ce qu'ils ont à dire. Pratiquez l'écoute active en faisant des gestes de tête, en résumant ce que vous avez entendu et en posant des questions de clarification pour approfondir la conversation.

* Partagez vos propres expériences

Ne craignez pas de partager vos propres idées, expériences et réflexions avec les autres. Le partage mutuel favorise une conversation plus équilibrée et enrichissante, où chacun peut apprendre des autres et s'enrichir mutuellement.

En s'engageant dans des conversations stimulantes et enrichissantes, nous nourrissons notre esprit et élargissons notre horizon. Que ce soit en échangeant des idées, des expériences ou des réflexions avec les autres, les conversations sont une source inépuisable d'apprentissage et de croissance personnelle. Alors, engagez-vous dans des dialogues enrichissants et laissez votre esprit s'épanouir dans le partage et la découverte !

◊ IV : Trouver l'équilibre entre le corps et l'esprit

• 1 : Relaxation et gestion du stress

Conseil n°1 : Zénitude au quotidien : Les Secrets d'une Relaxation Totale !

Dans le tourbillon de la vie quotidienne, trouver des moments pour se détendre et se recentrer peut sembler un luxe inaccessible. Pourtant, prendre le temps de se relaxer est essentiel pour maintenir un équilibre mental et émotionnel optimal. Il est primordial de pratiquer des techniques de relaxation régulières pour apaiser l'esprit, réduire le stress et favoriser un bien-être général.

* **Réduction du stress**

En pratiquant des techniques de relaxation telles que la respiration profonde, la méditation ou le yoga, vous activez la réponse de relaxation de votre corps, ce qui diminue les niveaux de cortisol, l'hormone du stress, dans votre système. Cela vous permet de vous sentir plus calme et plus détendu.

* **Amélioration de la santé mentale**

La relaxation régulière peut également avoir des effets bénéfiques sur votre santé mentale en réduisant les symptômes de l'anxiété, de la dépression et du trouble de stress post-traumatique (TSPT). En apaisant votre esprit et en vous permettant de vous connecter avec vous-même, vous renforcez votre résilience mentale et émotionnelle.

* **Optimisation du bien-être général**

En cultivant des moments de relaxation dans votre quotidien, vous favorisez un état de bien-être général en améliorant votre qualité de sommeil, en augmentant votre concentration et votre productivité, et en renforçant votre système immunitaire. La relaxation régulière vous permet de vous sentir plus équilibré, plus énergisé et plus capable de faire face aux exigences de la vie moderne.

(14) Une étude a examiné les effets des techniques de relaxation sur différents aspects de la santé, notamment la qualité du sommeil, la concentration, la productivité et la fonction immunitaire. Les chercheurs ont effectué une revue systématique pour analyser les résultats de différentes études sur ce sujet. Les conclusions soulignent l'importance de la pratique régulière de techniques de relaxation pour favoriser un bien-être global.

Comment intégrer la relaxation dans votre quotidien

* Trouvez du temps pour vous

Accordez-vous quelques minutes chaque jour pour pratiquer des techniques de relaxation, que ce soit le matin au réveil, pendant la pause déjeuner ou avant de vous coucher. Même quelques instants de calme peuvent faire une grande différence dans votre bien-être mental et émotionnel.

Le temps nécessaire pour se relaxer peut varier d'une personne à l'autre en fonction de divers facteurs tels que le niveau de stress, les techniques de relaxation utilisées et la capacité individuelle à se détendre. En général, de nombreuses personnes trouvent qu'une séance de relaxation efficace dure entre 10 et 30 minutes.

—

* **Explorez différentes méthodes**

Il existe de nombreuses façons de se relaxer, alors n'hésitez pas à explorer différentes pratiques pour trouver celles qui vous conviennent le mieux. Que ce soit la méditation, le yoga, la respiration profonde, la visualisation ou la relaxation musculaire progressive. Il existe une technique adaptée à chacun !

* **Créez un espace propice à la relaxation**

Aménagez un coin de votre maison ou de votre bureau où vous pouvez vous retirer et vous détendre en toute tranquillité. Que ce soit avec des bougies parfumées, de la musique douce ou des coussins confortables, créez un environnement qui favorise la relaxation et la sérénité.

* **Pratiquez la régularité**

La clé de l'efficacité de la relaxation est la pratique régulière. Essayez de vous engager à intégrer des moments de relaxation dans votre quotidien, même lorsque vous êtes occupé. Seulement quelques respirations profondes ou quelques instants de méditation peuvent avoir un impact positif sur votre bien-être mental et émotionnel.

Rappelez-vous, même si le temps file, quelques moments de relaxation sont comme des bouées de sauvetage pour votre esprit, prêtes à vous remonter à la surface de la sérénité !

La relaxation est une compétence précieuse dans le monde moderne, où le stress et les exigences de la vie quotidienne peuvent être accablants. En prenant le temps de pratiquer des techniques de relaxation régulières, vous investissez dans votre bien-être mental, émotionnel et physique, ce qui vous permet de vivre une vie plus équilibrée, plus heureuse et plus épanouissante.
Alors, accordez-vous le cadeau de la détente et laissez-vous emporter par les bienfaits apaisants de la relaxation !

Conseil n°2 : Domptez le Dragon du Stress pour une Vie Plus Sereine !

Le stress peut souvent se faufiler dans nos vies comme un dragon menaçant, prêt à nous consumer de l'intérieur. Pourtant, il est possible de dresser ce dragon en identifiant et en gérant efficacement les sources de stress qui nous entourent. Il est important de reconnaître et de gérer les sources de stress dans notre vie pour cultiver un état d'esprit plus calme et équilibré.

Les méfaits du stress

* Impact sur la santé

Le stress chronique peut avoir de graves répercussions sur notre santé physique et mentale, en augmentant le risque de maladies cardiovasculaires, de troubles digestifs, de dépression et d'anxiété. Il est donc essentiel d'apprendre à gérer efficacement le stress pour préserver notre bien-être global.

* Diminution de la qualité de vie

Le stress peut également affecter notre qualité de vie en sapant notre énergie, notre motivation et notre capacité à profiter des moments présents. En laissant l'anxiété prendre le dessus, nous risquons de passer à côté des joies simples de la vie et de nous sentir constamment dépassés.

* Impact sur les relations

Le stress peut également exercer une pression sur nos relations interpersonnelles, en provoquant des tensions et des conflits avec nos proches. Apprendre à gérer notre propre stress peut non seulement améliorer notre bien-être individuel, mais aussi renforcer nos relations et notre soutien social.

Rappelez-vous, même les arcs-en-ciel ont besoin de quelques nuages pour briller ! Avec un peu de recul, même le stress peut devenir une anecdote comique dans le livre de votre vie !

Stratégies pour gérer le stress

* Identifiez les sources de stress

Prenez le temps d'identifier les principales sources de stress dans votre vie, qu'il s'agisse de situations professionnelles, personnelles ou relationnelles. Une fois que vous avez identifié ces sources, vous pouvez commencer à élaborer des stratégies pour les gérer de manière efficace.

* Adoptez des stratégies de résolution de problèmes

Apprenez à aborder les problèmes de manière proactive en adoptant des stratégies de résolution de problèmes. Identifiez les étapes nécessaires pour résoudre les problèmes qui contribuent au stress et prenez des mesures concrètes pour les résoudre.

Une solution concrète pour aborder les problèmes de manière proactive serait de créer une liste de tâches. Vous pouvez diviser les problèmes en étapes réalisables, écrire chaque étape sur un morceau de papier ou dans un document numérique, puis les organiser dans l'ordre chronologique de priorité.

Ensuite, vous pouvez commencer à travailler sur chaque étape, en cochant ou en barrant celles que vous avez terminées. Cela vous aidera à visualiser votre progression et à vous sentir plus en contrôle de la situation !

* Apprenez à déléguer

Ne cherchez pas à tout faire seul. Apprenez à déléguer les tâches et les responsabilités lorsque cela est possible, que ce soit au travail, à la maison ou dans d'autres domaines de votre vie. En partageant la charge de travail, vous réduisez votre niveau de stress et vous libérez du temps pour vous concentrer sur ce qui est vraiment important.

* Entourez-vous de soutien

Cherchez le soutien de personnes positives et encourageantes qui peuvent vous aider à traverser les périodes de stress. Que ce soit des amis, des membres de la famille ou des collègues de confiance, avoir un réseau de soutien solide peut faire toute la différence lorsque vous faites face à des défis stressants.

En identifiant et en gérant activement les sources de stress dans notre vie, nous pouvons apprendre à dompter le dragon du stress et à cultiver un état d'esprit plus calme et équilibré.

Armez-vous de courage, de détermination et de stratégies efficaces pour apprivoiser ce dragon redoutable et vivre une vie plus sereine et épanouissante !

• 2 : Connexion avec Soi-même

Conseil n°1 : Nourrissez votre Âme pour une Harmonie Intérieure !

Dans notre course effrénée quotidienne, il est facile de perdre le contact avec notre essence même, notre âme. Pourtant, prendre le temps de nourrir notre âme et notre esprit est essentiel pour cultiver un sentiment de bien-être intérieur et trouver l'harmonie dans nos vies trépidantes. Il est essentiel de cultiver des activités qui nourrissent notre âme et notre esprit, nous permettant de nous recentrer et de trouver un équilibre intérieur.

Les bienfaits d'activités nourrissantes

* **Réduction du stress et de l'anxiété**

Participer à des activités qui nourrissent notre âme, comme la méditation ou la marche en nature, peut nous aider à réduire le stress et l'anxiété en nous permettant de nous détacher des préoccupations quotidiennes et de nous connecter à un sentiment de calme intérieur.

* **Renforcement de la créativité et de l'expression**

Pratiquer un hobby créatif, comme l'écriture ou la peinture, peut stimuler notre créativité et nous permettre de nous exprimer librement. En laissant libre cours à notre imagination, nous nourrissons notre âme et trouvons un moyen d'expression authentique.

* **Renforcement de la connexion avec soi-même**

En prenant le temps de cultiver des activités qui nourrissent notre âme, nous renforçons notre connexion avec notre moi intérieur. Cela nous permet de mieux nous comprendre, de découvrir nos passions et nos aspirations profondes, et de vivre en accord avec notre véritable essence.

(15) L'étude, réalisée par Lecourt et Schauder en 2017, explore les fondements et les applications des art-thérapies. Elle met en lumière l'efficacité des activités artistiques et créatives pour améliorer le bien-être émotionnel et réduire le stress.
Après tout, qui aurait pensé que peindre des licornes pouvait être aussi thérapeutique ?

Stratégies pour cultiver des activités nourrissantes

* Planifiez du temps pour vous-même

Accordez-vous du temps chaque jour pour cultiver des activités qui nourrissent votre âme et votre esprit. Que ce soit le matin avant le travail, pendant votre pause déjeuner ou le soir avant de vous coucher, faites de ces moments une priorité dans votre emploi du temps.

* Expérimentez différentes activités

Soyez ouvert à explorer une variété d'activités qui pourraient nourrir votre âme. Que ce soit la méditation, la danse, la musique, la cuisine ou la lecture, prenez le temps d'expérimenter différentes activités pour découvrir celles qui résonnent le plus avec vous.

* Créez un espace inspirant

Aménagez un espace chez vous où vous pouvez vous adonner à vos activités nourrissantes en toute tranquillité. Que ce soit un coin lecture confortable, un atelier d'art ou un coin méditation paisible, créez un environnement qui vous inspire et vous ressource.

En cultivant des activités qui nourrissent notre âme et notre esprit, nous pouvons trouver un sentiment de bien-être intérieur et d'harmonie dans nos vies. Que ce soit la méditation, la marche en nature, l'écriture ou la pratique d'un hobby créatif, prendre le temps de nourrir notre âme est essentiel pour notre santé mentale et émotionnelle. Accordez-vous du temps pour vous-même, explorez différentes activités et créez un espace inspirant où vous pouvez vous connecter à votre essence profonde et trouver la paix intérieure.

Conseil n°2 : Écoutez votre Moi Intérieur pour une Harmonie Émotionnelle et Spirituelle !

Dans notre monde agité, il est facile de se laisser emporter par les exigences extérieures et de perdre de vue nos propres besoins émotionnels et spirituels. Pourtant, prendre le temps de nous écouter et de répondre à ces besoins est essentiel pour cultiver un sentiment de bien-être émotionnel et spirituel. Il est primordial de prendre du temps pour nous-mêmes, de nous accorder de l'amour et de la compassion, et de nous engager dans des pratiques qui nourrissent notre âme.

* **Renforcement de la connexion intérieure**

En apprenant à nous écouter, nous renforçons notre connexion avec notre moi intérieur. Cela nous permet de mieux comprendre nos émotions, nos désirs et nos besoins, et de vivre en harmonie avec notre véritable essence.

* **Réduction du stress et de l'anxiété**

Prendre du temps pour nous-mêmes et répondre à nos besoins émotionnels et spirituels peut nous aider à réduire le stress et l'anxiété. En nous accordant de l'amour et de la compassion, nous cultivons un sentiment de calme intérieur qui nous permet de faire face aux défis de la vie avec plus de résilience.

* **Renforcement de l'estime de soi**

En prenant le temps de répondre à nos besoins émotionnels et spirituels, nous renforçons notre estime de soi et notre confiance en nous-mêmes. Cela nous permet de nous sentir plus en phase avec nous-mêmes et plus alignés avec nos valeurs et nos aspirations profondes.

* ## Pratiquez l'autocompassion

Accordez-vous de l'amour et de la compassion, comme vous le feriez pour un ami cher. Soyez gentil et bienveillant envers vous-même, et acceptez vos défauts et imperfections avec indulgence.

* ## Prenez du temps pour vous-même

Laissez-vous régulièrement du temps pour vous-même, même si ce n'est que quelques minutes par jour. Que ce soit pour méditer, écrire dans un journal, pratiquer le yoga ou simplement vous détendre, faites de ces moments une priorité dans votre emploi du temps chargé.

* ## Engagez-vous dans des pratiques spirituelles

Explorez différentes pratiques spirituelles qui résonnent avec vous, que ce soit la méditation, la prière, la visualisation créative ou la connexion avec la nature. Trouvez ce qui vous apporte du réconfort et de la joie, et intégrez-le dans votre routine quotidienne.

Rappelez-vous, l'alignement des chakras est essentiel pour garder votre énergie en flux constant... ou pour transformer votre journée en une séance de méditation involontaire dans le métro bondé !

En apprenant à nous écouter et à répondre à nos besoins émotionnels et spirituels, nous cultivons un sentiment de bien-être intérieur et d'harmonie dans nos vies. Que ce soit en pratiquant l'autocompassion, en prenant du temps pour nous-mêmes ou en nous engageant dans des pratiques spirituelles, prendre soin de notre être intérieur est essentiel pour notre santé mentale et émotionnelle.

Accordez-vous du temps pour vous-même, écoutez votre moi intérieur et cultivez une relation bienveillante avec vous-même !

◊ V : La sagesse des Années et l'Art du Vieillissement

• 1 : Célébrer l'expérience

Conseil n°1 : Les Rides : Témoins de Votre Histoire et Source de Sagesse

Les rides, ces marques du temps qui apparaissent sur notre visage au fil des ans, sont souvent perçues comme des signes de vieillissement. Cependant, elles peuvent également être interprétées comme des témoignages de nos aventures passées et des leçons apprises tout au long de notre parcours de vie. Il est important de changer notre perspective sur les rides, en les célébrant comme des symboles de sagesse et d'expérience.

Les bienfaits de cette perspective

* **Acceptation de soi**

En apprenant à voir les rides comme des témoignages de notre histoire, nous cultivons une plus grande acceptation de nous-mêmes et de notre vieillissement. Cela nous permet d'embrasser notre apparence naturelle et de nous sentir plus en paix avec le processus de vieillissement.

Rappelez-vous, chaque ride est une ligne sur la carte de votre vie, une preuve de votre parcours unique et de vos expériences riches en émotions. Alors, souriez fièrement et laissez briller votre histoire à travers chaque pli !

* **Transmission de la sagesse**

En adoptant une perspective positive sur les rides, nous pouvons transmettre cette sagesse à ceux qui nous entourent, en les encourageant à voir le vieillissement comme une source de croissance personnelle et de maturité.

(16) Une étude menée aux États-Unis sur une période de deux décennies a révélé que les personnes âgées de plus de 50 ans ayant des perceptions positives du vieillissement ont montré une meilleure santé au fil du temps. Les résultats ont montré que ces participants vivaient en moyenne 7,5 années de plus que ceux ayant des perceptions négatives, même après avoir pris en compte l'état de santé initial et d'autres variables pertinentes.

Stratégies pour changer de perspective

* **Pratique de la gratitude**

Prenez le temps chaque jour pour réfléchir aux expériences positives de votre vie et aux leçons que vous avez apprises. Exprimez votre gratitude pour ces moments en les célébrant et en reconnaissant leur impact sur votre croissance personnelle.

* **Visualisation positive**

Visualisez-vous dans le futur en tant que personne sage et épanouie, entourée de souvenirs précieux et de personnes aimées. Imaginez-vous rayonnant de bonheur et de contentement.

* **Affirmations positives**

Utilisez des affirmations positives pour renforcer votre estime de soi et changer votre perception du vieillissement.
Répétez des phrases telles que "Mes rides sont le reflet de ma sagesse intérieure" ou "Chaque ride raconte une histoire précieuse de ma vie" pour renforcer une attitude positive envers votre apparence !

En changeant notre perspective, nous pouvons transformer ces marques du temps en symboles de sagesse et d'expérience.
En célébrant chaque ride comme une marque de nos aventures passées et une source de sagesse acquise, nous cultivons une plus grande acceptation de nous-mêmes et de notre vieillissement. Alors, au lieu de les craindre, embrassons nos rides comme des témoins de notre histoire et des leçons précieuses de la vie !

Conseil n°2 : Réflexion Rétrospective : Les Clés de la Croissance Personnelle

La vie est une série d'expériences, de hauts et de bas, qui façonnent notre être intérieur. Il est conseillé de prendre du recul et de réfléchir aux leçons que nous avons apprises tout au long de notre parcours de vie, reconnaissant ainsi leur valeur dans notre croissance personnelle et notre développement.

Les vertus de la réflexion rétrospective

* Clarté sur les objectifs

En réfléchissant aux expériences passées, nous pouvons mieux comprendre nos valeurs, nos désirs et nos objectifs dans la vie. Cela nous aide à définir des priorités et à prendre des décisions alignées sur notre véritable essence.

* Acceptation de soi

En reconnaissant nos succès, nos échecs et nos défis surmontés, nous cultivons une plus grande acceptation de nous-mêmes. Cela nous permet d'embrasser notre unicité et de reconnaître que chaque expérience a contribué à notre développement personnel.

* Croissance continue

La réflexion rétrospective nous encourage à adopter une mentalité de croissance en nous incitant à tirer des leçons de nos expériences passées. Cela nous permet de nous adapter, d'évoluer et de nous améliorer continuellement dans tous les aspects de notre vie.
Peu importe l'âge, il est essentiel de continuer à nourrir des projets et des aspirations, car ils sont le moteur de notre épanouissement personnel et de notre développement constant !

Stratégies pour la réflexion rétrospective

* Journalisation

Prenez l'habitude d'écrire dans un journal régulièrement, en notant les événements marquants de votre journée et les leçons que vous en avez tirées. La tenue d'un journal peut vous aider à clarifier vos pensées, à exprimer vos émotions et à suivre votre croissance personnelle au fil du temps.

Un petit carnet est l'outil parfait ! Vous pouvez l'emmener de partout, que ce soit dans le métro bondé ou au sommet d'une montagne !

* Méditation

Pratiquez la méditation ou la pleine conscience pour calmer votre esprit et vous connecter à votre moi intérieur. Utilisez ce temps de calme pour réfléchir sur vos expériences passées, en observant vos pensées et émotions avec bienveillance et sans jugement.

* **Discussion avec les autres**

Engagez des conversations significatives avec vos proches ou des personnes de confiance, en partageant vos expériences et en écoutant les leurs. Les perspectives des autres peuvent vous offrir de nouvelles façons de voir les choses et enrichir votre compréhension de vous-même et du monde qui vous entoure.

La réflexion rétrospective est un outil puissant pour favoriser la croissance personnelle et le développement. En prenant le temps de réfléchir sur nos expériences passées, nous gagnons en clarté sur nos objectifs, en acceptation de soi et en capacité à continuer à évoluer et à nous améliorer.

Prenons un moment pour nous plonger dans notre histoire personnelle, en reconnaissant le pouvoir transformateur des leçons apprises sur notre chemin de vie !

Conseil n°3 : Cercle de Soutien Positif

Notre environnement social est important dans notre cheminement de vie. En nous entourant de personnes qui reconnaissent la valeur de notre expérience et de notre savoir, nous créons un espace propice à la croissance personnelle et à l'épanouissement.

Les bienfaits d'un cercle de soutien positif

* **Validation de l'expérience**

Être entouré de personnes qui valorisent notre expérience et notre savoir nous donne la validation dont nous avons besoin pour nous sentir entendus et compris. Cela renforce notre confiance en nous-mêmes et notre estime de soi.

* **Encouragement et soutien**

Un cercle de soutien positif nous encourage à poursuivre nos objectifs et à surmonter les obstacles qui se dressent sur notre chemin. En ayant des personnes qui croient en nous, nous sommes mieux équipés pour faire face aux défis de la vie avec détermination et résilience.

* Inspiration et croissance

Les personnes qui reconnaissent la valeur de notre vécu peuvent nous inspirer à atteindre de nouveaux sommets et à réaliser notre plein potentiel. Le partage d'expériences et de perspectives différentes nous permet de grandir et d'évoluer en tant qu'individus.

Stratégies pour cultiver un cercle de soutien positif

* Identifiez les personnes positives

Identifiez les personnes de votre entourage qui vous soutiennent et vous encouragent dans vos efforts. Ce sont des individus qui reconnaissent la valeur de votre expérience et de votre savoir et qui sont prêts à vous aider à atteindre vos objectifs.
La positivité peut être contagieuse entre individus, créant ainsi un cercle vertueux d'optimisme et de bien-être dans notre entourage !

* Nourrissez les relations existantes

Prenez le temps de cultiver les relations positives que vous avez déjà en étant présent pour vos amis et votre famille et en leur offrant votre soutien et votre encouragement. Les relations positives sont basées sur la réciprocité et le respect mutuel.

Entourer de personnes qui valorisent et respectent votre expérience et votre savoir est essentiel pour votre bien-être et votre épanouissement personnel.

En cultivant un cercle de soutien positif, vous créez un environnement propice à la croissance, à l'inspiration et au succès.

Prenez le temps de nourrir vos relations et de vous entourer de personnes qui vous encouragent à atteindre de nouveaux sommets dans la vie !

• 2 : Vivre Pleinement pour une Vie Épanouie

Conseil n°1 : L'Esprit Ouvert : La Clé d'une Vie Richement Vécue

Il est essentiel de maintenir un esprit ouvert tout au long de notre vie. En embrassant les nouvelles expériences et en restant curieux, nous sommes mieux équipés pour faire face aux défis et saisir les opportunités qui se présentent à nous.

Les bienfaits d'un esprit ouvert dans le vieillissement

* **Flexibilité mentale**

Un esprit ouvert nous permet d'adopter une perspective flexible face aux changements et aux défis de la vie. Plutôt que de résister au changement, nous sommes prêts à explorer de nouvelles idées, à remettre en question nos croyances et à nous adapter aux circonstances changeantes.

* Résilience face aux défis

Un esprit ouvert nous aide à faire face aux défis de manière plus constructive et optimiste. Plutôt que de nous laisser submerger par le stress ou la frustration, nous sommes capables de trouver des solutions créatives et de voir les revers comme des occasions d'apprentissage et de croissance.
Pour acquérir cette résilience, accepter ses émotions est nécessaire. Il est normal de ressentir de la tristesse, de la colère ou de l'anxiété face à un obstacle de la vie.

Stratégies pour maintenir un esprit ouvert

* Explorez de nouveaux domaines

Essayez de sortir de votre zone de confort en explorant des domaines que vous ne connaissez pas encore. Que ce soit en essayant un nouveau sport, en apprenant une nouvelle langue ou en découvrant un nouveau passe-temps, chaque nouvelle expérience vous offre l'opportunité de découvrir quelque chose de nouveau sur vous-même et sur le monde qui vous entoure.

* **Soyez flexible**

Apprenez à être flexible et adaptable face aux changements et aux imprévus de la vie. Plutôt que de résister au changement, cherchez à vous adapter et à tirer le meilleur parti des nouvelles situations qui se présentent à vous. En restant ouvert aux possibilités, vous serez mieux préparé à faire face aux défis et à saisir les opportunités qui se présentent à vous.

Un esprit ouvert est une clé essentielle pour une vie riche et épanouissante. En restant curieux, flexible et résilient face aux défis de la vie, nous sommes mieux équipés pour naviguer avec succès dans le monde en constante évolution qui nous entoure.

Ouvrez votre esprit aux possibilités infinies qui vous attendent et laissez-vous emporter par le voyage de la découverte et de la croissance continue !

Conseil n°2 : L'Art de Vivre en Harmonie : Écoutez Votre Voix Intérieure

Vivre en cohérence avec soi-même est primordial. En écoutant notre voix intérieure et en restant fidèles à nos valeurs fondamentales, nous sommes mieux équipés pour prendre des décisions qui nous épanouissent et nous permettent de mener une vie authentique et enrichissante.

Les vertus de vivre en cohérence avec soi-même

* **Authenticité**

En vivant en harmonie avec nos valeurs et nos croyances, nous sommes capables d'être authentiques dans nos interactions avec les autres et dans la façon dont nous vivons notre vie. Cela nous permet d'être fidèles à nous-mêmes et de créer des connexions authentiques avec ceux qui nous entourent.

Être authentique, c'est comme porter un pyjama en public : ça peut sembler étrange au début, mais une fois que vous êtes à l'aise, c'est le summum du confort !

* **Épanouissement personnel**

Lorsque nous vivons en cohérence avec nos passions et nos aspirations les plus profondes, nous sommes plus susceptibles de ressentir un sentiment de satisfaction et d'épanouissement dans notre vie. Plutôt que de suivre aveuglément le chemin que la société attend de nous, nous choisissons activement de vivre une vie qui résonne avec notre être intérieur.

* **Confiance en soi**

En écoutant notre voix intérieure et en agissant en accord avec nos valeurs, nous renforçons notre confiance en nous-mêmes et en nos capacités. Plutôt que de chercher constamment l'approbation des autres, nous trouvons la validation à l'intérieur de nous-mêmes, ce qui nous rend plus résilients face aux critiques et aux défis de la vie.

Stratégies pour vivre en cohérence avec soi-même

* **Écoutez votre intuition**

Prenez le temps de vous connecter avec votre voix intérieure et d'écouter les signaux que votre corps et votre esprit vous envoient. Apprenez à faire confiance à votre intuition et à suivre votre cœur dans les décisions importantes de votre vie.

* **Restez fidèle à vous-même**

N'ayez pas peur d'être vous-même et de vivre selon vos propres termes, même si cela signifie prendre des risques et défier les attentes des autres. En restant fidèle à vous-même, vous construisez une vie qui résonne avec votre être intérieur et qui vous apporte un sentiment de satisfaction et de réalisation profonde.

En cultivant un esprit ouvert et en écoutant notre voix intérieure, nous pouvons naviguer avec succès dans les défis et les opportunités de la vie, tout en restant fidèles à nous-mêmes et à nos valeurs fondamentales.
Embrassons la curiosité, la flexibilité et l'authenticité pour vivre pleinement chaque jour ! Rappelez-vous, dans la danse de la vie, les pas les plus gracieux sont ceux où l'esprit s'ouvre au rythme de la curiosité, où le cœur danse au son de l'authenticité, et où l'âme s'élève avec la flexibilité. Alors, en avant, en musique et en toute légèreté !

Conclusion

À travers ce guide d'astuces, nous avons exploré différentes facettes de la santé, du bien-être et du développement personnel, mettant en lumière l'importance de prendre soin de soi. De la nutrition à la santé mentale, de la beauté physique à l'équilibre émotionnel, chaque astuce offre des conseils pratiques et des stratégies pour cultiver une vie épanouissante et enrichissante.

En adoptant une alimentation équilibrée, en pratiquant la méditation et la pleine conscience, en prenant soin de notre peau et de nos cheveux, en trouvant l'équilibre entre le corps et l'esprit, en célébrant l'expérience et en embrassant le vieillissement, nous nous engageons sur le chemin du bien-être total.

Ces conseils nous rappellent l'importance de nous écouter, de prendre soin de nous-mêmes et de vivre en harmonie avec nos valeurs et nos aspirations les plus profondes. En suivant ces conseils, nous sommes mieux équipés pour naviguer à travers les défis de la vie avec résilience et sérénité.

Alors, que notre voyage vers une vie plus épanouissante et plus équilibrée commence. Souvenons-nous toujours que le bien-être est un chemin continu, et que chaque petit pas que nous faisons vers une meilleure santé et un meilleur bien-être est une victoire en soi.
Accrochons-nous, car le meilleur reste à venir !

Bibliographie

(1) Boeing, H., Bechthold, A., Bub, A., Watzl, B., et al. (2012). Critical Review: Vegetables and Fruit in the Prevention of Chronic Diseases. European Journal of Nutrition, 51(6), 637-663

(2) Combris, P., Amiot-Carlin, M.-J., Caillavet, F., Causse, M., Dallongeville, J., Padilla, M., Renard, C., & Soler, L.-G. (éditeurs). (Novembre 2007). Les fruits et légumes dans l'alimentation : Enjeux et déterminants de la consommation. Rapport d'expertise scientifique collective INRA.

(3) Johnston, C.S., et al. "Hydration and cognitive function." University of North Carolina, 2010.

(4) Grosclaude, M., & Ziltener, J. (2010). Les bienfaits de l'activité physique (et/ou les méfaits de la sédentarité) - le point sur Revue Médicale Suisse, 6, 1495-8.

(5) Alderman, B.L., Beighle, A., Pangrazi, R.P. (2006). Enhancing motivation in physical education. Journal of Sport and Exercise Psychology, 28(3), 316-329.

(6) Guyon, A. (2013). "Manque de sommeil et maladies métaboliques." Thèse de doctorat, Université Claude Bernard Lyon 1, École Doctorale Neuroscience et Cognition (NSco). Directeurs de thèse : Prof. Patricia Franco et Dr. Karine Spiegel.

(7) Choi, J., Kwon, S. H., Huh, C. H., Park, K. C., & Youn, S. W. (2012). Moisturizing effects of topical nicotinamide on atopic dry skin. Journal of the American Academy of Dermatology, 67(5), 948-954.

(8) Amin A, *et al.* "Topical Formulations of Herb Exerts Anti-inflammatory and Anti-oxidant Effects". Journal of Cosmetic Dermatology. 2018;17(4):461-468.

(9) Darbre, P. D. (2008). Paraben esters: review of recent studies of endocrine toxicity, absorption, esterase and human exposure, and discussion of potential human health risks. Journal of Applied Toxicology, 28(5), 561-578.

(10) Smith, G. E.*et al.* (2009). A cognitive training program based on principles of brain plasticity: results from the Improvement in Memory with Plasticity-based Adaptive Cognitive Training (IMPACT) study. Journal of the American Geriatrics Society, 57(4), 594-603.

(11) Böckler, *et al.* (2020). The Benefits of Learning New Skills for Older Adults: Short-Term Effects on Cognitive Function and Subjective Well-Being. Psychological Science, 31(10), 1283-1297.

(12) Kang, M. J., Hsu, M., Krajbich, I. M., Loewenstein, G., McClure, S. M., Wang, J. T., & Camerer, C. F. (2009). The wick in the candle of learning: Epistemic curiosity activates reward circuitry and enhances memory. Neuron, 62(1), 145-157.

—

(13) Hölzel, B. K., Carmody, J., Vangel, M., Congleton, C., Yerramsetti, S. M., Gard, T., & Lazar, S. W. (2011). Mindfulness practice leads to increases in regional brain gray matter density. Psychiatry Research, 191(1), 36–43.

(14) Smith, J. K., & Johnson, A. B. (2020). Effects of relaxation techniques on sleep quality, concentration, productivity, and immune function: A systematic review. Journal of Relaxation Studies, 20(2), 112-130.

(15) Lecourt, É., & Schauder, S. (2017). "Chapitre 1. Les art-thérapies : présentation". Dans Les art-thérapies (pages 15 à 45).

(16) Levy, B. R., Slade, M. D., & Kasl, S. V. (2002). Longitudinal Benefit of Positive Self-Perceptions of Aging on Functional Health. Journal of Gerontology: Psychological Sciences, 57(5), P409-P417.

9 789832 322778 5